JN060746

神経・生理心理学

髙瀬堅吉

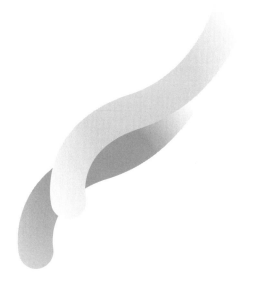

神経・生理心理学（'22）

©2022　髙瀬堅吉

装丁・ブックデザイン：畑中　猛

s-67

まえがき

　神経・生理心理学では，心の生物学的基礎についての学びを主題とします。現代社会において心の問題はこれまでになく多岐にわたってきています。アスリートや芸能人などが自身のメンタルヘルスに言及することも増え，心の問題は今までになく身近なこととして捉えられるようになってきました。心の問題が多様化し，そして複雑になってきているからこそ，この「神経・生理心理学」の持つ役割は大きく，心理学を学ぶ方には，是非，その知識を身につけてもらいたいと思っています。

　この科目では生物学の知識を多く学んでいきます。いわゆる"臨床"や"カウンセリング"といった心理学の印象からは少し違うと感じる方も多いかもしれませんが，これからの時代を見据えたときに心理学を仕事にすることを目指す方には，まずこの科目で「生物学」の知識を学んでもらいたいと思います。心を生物学というフィルターを通してみていくこと，これがこの科目の目的のひとつです。具体的には，1) 心の諸機能の生物学的基盤，特に神経系，内分泌系のつくりと働きを理解し，2) 知覚，記憶，学習，感情，意識などの心の働きが，神経系や内分泌系の働きによってどのように営まれているかを学びます。そして，1，2の知見を明らかにするための研究手法も学び，神経・生理心理学の総合的理解を目指します。本書では，知覚，記憶，学習，感情，意識などの心の働きに加えて，睡眠，生体リズム，遺伝子と行動の関係，心の発達，心の病気についても，その生物学的基礎を紹介します。講義内容は，公認心理師試験出題基準（ブループリント）の項目を網羅し，臨床の現場に関連する話題も扱います。

　読者の皆様が，心理学の概論的知識を持ち，さらに数学，物理学，化

学，生物学の知識が備わっていると，本書の理解はより容易になります。しかし，これらの予備知識がなくても理解しやすいように，本書では平易な説明を心掛けました。実は私も，大学生の頃は文学部哲学科心理学専攻に所属していました。いわゆる「文系」の学生です。大学生だった当時，心理学に面白さを感じられず，その理由の1つに「心が見えない」というジレンマがありました。知りたいのに見えない。ではどうしたら良いのかというもどかしさを入学後すぐに感じてしまい，心理学に興味が持てなくなりました。どうにか目に見える形で心を理解したいという思いを抱えていた頃に，神経・生理心理学という分野に出会いました。そして，大学院で脳の研究をして神経・生理心理学の専門家になるという人生の方向性を，神経・生理心理学の15回の講義を終了するまでに決めたように思います。

　本書との出会いが，読者の皆様にとってどのようなものとなるかは想像がつきません。ですが，心に関する学びにおいて，本書との出会いが皆様にとって良いものとなるならば，これほど嬉しいことはありません。

2021年11月

髙瀬　堅吉

目次

1 │ 神経・生理心理学への招待

《**本章の目標&ポイント**》　神経・生理心理学は，心の生物学的基礎を解明し，心と身体の関係を明らかにする学問である。第1章では，神経・生理心理学の代表的な研究を学び，学問分野のイメージをつかむとともに，その歴史的背景について知ることを目標とする。

《**キーワード**》　神経・生理心理学，公認心理師，脳損傷事例，ドナルド・O・ヘッブ，同一説

1. 神経・生理心理学

　神経・生理心理学とは，心の働きの生物学的基盤を探る心理学の一分野である。学問分野の歴史的背景は後で詳しく述べるが，現在，神経・生理心理学は，公認心理師のカリキュラムにおいて大学で学ぶ科目として位置づけられている。そして，その内容には下記の事項が大項目として含まれている。

　①　脳神経系の構造及び機能
　②　記憶，感情等の生理
　③　高次脳機能障害の概要

　①「脳神経系の構造及び機能」には，さらに中項目として，脳神経系の解剖，神経系の情報伝達，大脳皮質の機能局在，神経の可塑性と環境の影響が含まれており，脳神経系の解剖では，中枢神経系，自律神経系，脳神経，内臓神経，大脳皮質，大脳辺縁系，脳幹網様体のつくりと働き

を学ぶ。神経系の情報伝達では，神経細胞，シナプス，イオンチャネル（イオンチャンネル），活動電位，神経伝達物質について学び，本書では，これらの内容を第2，3章で詳しく紹介している。また，「脳神経系の構造及び機能」では，さらに，ワイルダー・G・ペンフィールド（Wilder G. Penfield）が明らかにした大脳皮質の機能局在について，運動性言語野（ブローカ野），感覚性言語野（ウェルニッケ野），前頭連合野（前頭前野），島皮質などに局在する機能を学ぶ。そして，機能局在を明らかにした過去の脳損傷事例の研究，現在も行われている脳波（脳電図），PET，MRI，NIRS，TMSなどの非侵襲的な脳機能の研究についても学ぶ。本書では，これらの内容を各章の随所で詳しく紹介した。「脳神経系の構造及び機能」では，前述の内容に加えて，神経の可塑性と環境の影響について，神経細胞の分化，長期増強（LTP）と長期抑圧（LTD），シナプスの精緻化とヘッブモデル，エピゲノム学的反応の機序など，一部，細胞生物学に関わるような内容も含まれている。日本では心理学は主に文系科目として位置づけられているため，細胞生物学のような理系科目に苦手意識を持つ読者もいることだろう。本書では，前述の細胞生物学的な知見について，初学者にもわかりやすい平易な説明を特に心掛けた。

　②「記憶，感情等の生理」には，感覚・知覚と脳神経系，運動と脳神経系，記憶と脳神経系，感情と脳神経系，動機づけと脳神経系という中項目が含まれている。感覚・知覚と脳神経系では，視覚系，聴覚系，体性感覚系，化学感覚系，感覚の統合，視床の働きを学び，本書では，これらの内容を第4，5章で詳しく紹介している。運動と脳神経系では，運動野，運動前野，小脳，大脳基底核，運動系疾患についても学ぶ。記憶と脳神経系では，短期記憶，長期記憶，顕在記憶（宣言的記憶），潜在記憶とプライミングの神経基盤を学び，これは第6章で詳しく紹介してい

る。感情と脳神経系では，視床下部，扁桃体，交感神経と副交感神経，HPA 軸の働きや，恐怖条件づけの神経基盤について学び，動機づけと脳神経系では，ホメオスタシス，摂食行動，ドーパミンと報酬系，視床下部，薬物乱用と嗜癖などのキーワードを中心とした知見を学ぶ。感情と脳神経系については第 8 章で，動機づけと脳神経系については第 7 章で詳しく紹介している。

　③「高次脳機能障害の概要」には，高次脳機能障害，精神疾患と脳神経系という中項目が含まれている。高次脳機能障害では，失語，失行，失認，記憶障害を学び，精神疾患と脳神経系では，統合失調症，気分障害と不安障害，神経発達障害を学ぶ。高次脳機能障害については本書の各章の随所で，そして，精神疾患と脳神経系については第 14 章で詳しく紹介している。

　このように，本書は公認心理師のカリキュラムに十分に対応した構成となっている。しかし，神経・生理心理学の知見は前述の内容に留まるものではない。本書は公認心理師養成のための教科書としての役割は十分に果たすが，神経・生理心理学を幅広く学べるように，公認心理師のカリキュラムに含まれない範囲についても，歴史的な研究から最新の知見までを網羅するよう心掛けた。ぜひ，本書での学びを通じて，教養としての神経・生理心理学の知見を身につけてほしい。

2. 心を生物学的に捉える試みの歴史

　神経・生理心理学は，前節で述べたように心の働きを生物学的に捉える試みである。その歴史は古く，起源をたどるとアリストテレス（Aristotelēs）の「心の座は心臓である」という考えまでさかのぼることができる。また，ルネ・デカルト（René Descartes）が心身二元論を唱え，「世界には物質と精神という根本的に異なる 2 つの実体がある」と

し，その両者が松果体を通じて相互作用すると考えたことも，心を生物学的に捉える試みと考えることができる。デカルトは松果体を「魂のありか」と呼び，研究に時間を費やしたという逸話からも，心の実態を求める営みが如何に人の好奇心を刺激するものであるかがわかる（図1-1）。

　ドイツの医師で解剖学者でもあるフランツ・J・ガル（Franz J. Gall）は，診察や解剖を通して，同じような精神的傾向を持っている人は頭の形が似ているとし，性格と頭の形に関係があると考えた。これは骨相学と呼ばれている。ガルは患者以外にも対象を広げ，例えば，犯罪者，神父，有名な作曲家などの頭蓋骨の形を調べ，心の特性が頭のどこに宿るのかを研究した。骨相学は現在では妥当性がないとされている。しかし，ガルの着想は，脳の領域によって機能が分化するという機能局在の考え方に通じるものがある。

　心理学が哲学から別れ，科学的心理学としてその歩みを始めてからは，ヴィルヘルム・M・ヴント（Wilhelm M. Wundt）が執筆した『生理学的心理学提要』（1874）の出版を神経・生理心理学の起源と考えることができる。これ以降，心理学と生理学は密接な関係が認められるよう

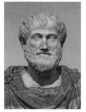 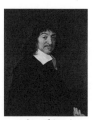 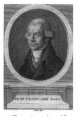 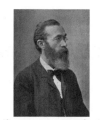

アリストテレス
前384年 - 前322年　　ルネ・デカルト
1596 - 1650年　　フランツ・J・ガル
1758 - 1828年　　ヴィルヘルム・M・ヴント
1832 - 1920年

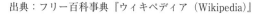

出典：フリー百科事典『ウィキペディア（Wikipedia）』

図1-1　神経・生理心理学の先駆者

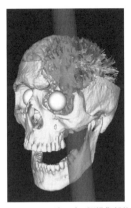
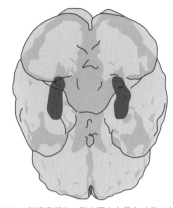

フィニアス・P・ゲージの脳損傷部位。
鉄材が突き刺さっている左前頭葉が損傷部位。

H.M. の脳損傷部位。脳を下から見たイラスト。
色がついている内側側頭葉が損傷部位。

出典：フリー百科事典『ウィキペディア（Wikipedia)』

図1-2　脳損傷事例

になった。

　19世紀から20世紀にかけて報告された脳損傷事例の研究も心と脳の関係性について様々な示唆をもたらした（図1-2)。有名な事例として，米国の鉄道会社の建設主任であったフィニアス・P・ゲージ（Phineas P. Gage）がある。彼は建設作業中の爆発事故に巻き込まれて，鉄材が顔，頭蓋，脳（左前頭葉の大部分）を貫く怪我を負った。幸い一命をとりとめたのだが，彼は事故後に人格が変容した。事故以前は責任感があり，聡明で協調性を備え，友人や同僚からも非常に好かれていたが，事故後は不敬な態度で衝動的な行動を多くとるようになった。

　また，事故ではなく癲癇の治療過程で偶然に起きた脳損傷事例もある。H.M. と呼ばれた患者は，癲癇の病巣であった内側側頭葉を含む海馬の切除手術を受けた。そしてその後，H.M. は重度の順向性記憶障害[*1)]を示すようになった。また，R.B. と呼ばれた患者は，冠動脈バイパスの

---

*1)　新しい出来事が覚えられない記憶障害。

手術中，脳虚血に陥り，海馬 CA1 の錐体細胞が完全に脱落してしまった。その結果，彼は顕著な学習，記憶障害を呈するようになった。R.B. の記憶障害は H.M. よりも症状が軽かったので，現在では，記憶障害の程度は，海馬や周辺の皮質がどの程度の範囲まで損傷を受けたかに依存していると考えられている。これらの脳損傷事例の研究は，心が脳と密接に関わることを示している。

　このような脳損傷事例の研究とは別に，心理学では，エドワード・L・ソーンダイク（Edward L. Thorndike）が行った実験を始めとして，研究対象がヒトだけでなく動物を含むようになったため，神経・生理心理学の対象も広く行動の生物学的メカニズムの研究が展開されるようになった。そして，イワン・P・パブロフ（Ivan P. Pavlov）の条件反射やヴァルター・R・ヘス（Walter R. Hess）の脳内刺激などの研究は，神経・生理心理学の学問的発展を促し，当該分野の研究をより一層活発なものとした。

　現在，神経・生理心理学は，生物心理学や神経科学とも呼ばれている。かつては，ジョン・A・スターン（John A. Stern）が述べたように，生理学的変数が独立変数となり，心理及び行動的変数が従属変数となる研究領域は生理学的心理学で，逆に心理及び行動的変数が独立変数となり，生理学的変数が従属変数となる研究領域を精神生理学（心理生理学）として両者を区別したが，昨今，そのような区別は曖昧になっている。

3.　ドナルド・O・ヘッブ

　ドナルド・O・ヘッブ（Donald O. Hebb）は 1904 年にカナダで誕生した。1985 年にこの世を去るまでのあいだ，心理学における生物学的枠組みを確立した（図 1-3）。ヘッブは 1949 年に出版した『行動の機構』と

いう著書の中で，後に神経・生理心理学分野で重要視される3つの重要な概念を提唱している。それらはヘッブ則，細胞集成体，位相連鎖である。ヘッブ則とは，「神経細胞Aの軸索が神経細胞Bの興奮を引き起こすのに十分なほど近接して存在し，その発火活動に反復して，または持続して関与する場合には，一方のあるいは双方の神経細胞になんらかの成長過程や代謝的な変化が生じ，神経細胞Bを発火させる細胞群の1つとして，神経細胞AからBへ送る情報の伝達効率が増大する」という理論である。著書が出版された1949年当時，これは仮説であったが，1966年にテリエ・レモ（Terje Lømo）がこの仮説を支持する知見を報告し，現在ではヘッブ則，ヘッブ学習則などと呼ばれている。特定の刺激が神経細胞に与えられると，その刺激に反応する特定の神経細胞群でヘッブ則に応じた伝達効率の増大が認められ，神経細胞群内で促通性の高いネットワークが形成される。そして，このネットワークをヘッブは細胞集成体と名付けた。1つの細胞集成体が感覚入力の結果として発火する時，その細胞集成体の活動がその刺激についての「知覚」であると仮定

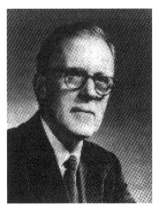

ドナルド・O・ヘッブ
1904 - 1985年
出典：フリー百科事典『ウィキペディア（Wikipedia）』

図1-3　ドナルド・O・ヘッブ

し，さらに，対応する感覚入力無しに発火する場合には，その活動はその刺激についての「心象（イメージ）」であると，彼は仮定した。そして，複数の刺激が連続して頻繁に生じる時には，複数の興奮した細胞集成体が相互に連合するようになり，細胞集成体間のネットワークを成立させると考え，彼はこれを位相連鎖と呼んだ。『行動の機構』に記載されたヘッブ則，細胞集成体，位相連鎖という3つの概念は，学習などの経験依存的な行動変容の神経機構解明に貢献する概念として，現在，神経・生理心理学の分野で重要視されている。ヘッブが何よりも偉大だったのは，心を生物学的に捉える試みの重要性を明確に指摘し，現在でもなお有用な概念的枠組みを提唱したことにある。ヘッブの概念が頻用されている神経・生理心理学の研究は記憶と学習についてであり，これは第6，7章で詳しく紹介されている。

4. 神経・生理心理学における前提

　「心と脳の関係」に関する考え方は，大きく二元論と一元論に分かれ，これらの考え方についての議論は心の哲学で行われる。二元論は，先述のデカルトの心身二元論のように，まったく異なる種類のものとして認識される「心」と「物質」の関係についての見方を示すものである。これと対照をなすものとして，心も物質も根本的には同じ種類のものだとする一元論がある。

　デカルトの二元論は，法則に支配された機械論的な存在である物質と，自由意志の担い手となりうる「心」を対置した考え方であるが，現代の心の哲学の分野における二元論はデカルトの時代のものとは大きく変化している。物理的なものと対置させるものとして，主観的な意識的体験，すなわち現象意識やクオリア*2)を想定している。これは性質二元論または中立一元論などと呼ばれている。現在の二元論と対立する考え

---

*2) 意識的・主観的に感じたり経験したりする質感。

は，一元論の中でも物的一元論と呼ばれる考え方であり，これは唯物論または物理主義などとも呼ばれている。その中でも特に，心と脳を同一と考える考え方を同一説と呼ぶ。神経・生理心理学は，この同一説を前提とした学問だと考えて良い。

5.　神経・生理心理学の関連領域

　神経・生理心理学の関連領域は多岐にわたるが，代表的なものに精神薬理学，認知神経科学，比較心理学がある。

　精神薬理学は，薬理学の一分野である。薬理学は生体内外の物質と生体の相互作用を研究し，創薬などにつなげる学問である。そのため，解剖学，生理学，生化学，分子生物学，遺伝学などの基礎医学分野の学問が関連領域として存在し，これは薬理学の一分野である精神薬理学も同様である。さらに精神薬理学のうち，臨床精神薬理学は精神医学の一分野と捉えられることもある。精神薬理学は，薬理学の中でも主に向精神薬の薬理作用をテーマとし，精神に何らかの作用を及ぼす薬物全般が研究対象として含まれる。精神薬理学は，1949 年にオーストラリアのジョン・ケイド（John Frederick Joseph Cade）がリチウム塩の躁病などへの作用を報告し，1952 年にジャン・ドレー（Jean Delay）らが，クロルプロマジンが患者を静穏化し無関心状態にするという精神科治療への利用を報告したことが誕生の起源とされている。

　認知神経科学は，ヒトの認知，広くは認識について，その生物学的メカニズムを研究する学問である。特に，認知における情報処理過程と，その過程に続く行動の表出の神経基盤に焦点を当てて研究活動が行われている。これはつまり，行動とその背景にある情報処理過程の基盤となる神経回路の解明を目的としている。認知神経科学もまた，様々な関連領域に隣接し，その関連領域には認知心理学，神経生物学などがある。

また，精神医学，神経学，物理学，言語学，数学にも関わる学問分野である。fMRI のような非侵襲的な脳研究法が誕生する以前は，認知神経科学は認知心理生理学と呼ばれていた。現在，認知神経科学の研究手法には，fMRI，神経系の電気生理学的研究手法以外に，精神物理学や認知心理学の手法が用いられている。さらに最近では遺伝学的手法も採り入れられており，これは認知ゲノミクスまたは行動ゲノミクスと呼ばれている。

比較心理学は，ウイルスや植物から人間にいたるまで，種々の生物の行動を比較し，相違点と類似点から行動の原理を追求する学問である。広義の研究テーマとして，下記のものが挙げられる。

- 動植物の行動をその系統発生，個体発生の観点から比較検討する研究
- 子供の精神的発達段階を比較する研究
- 種々な人種，民族の精神構造を比較する研究
- 個体間の差異を問題にする研究
- 健常者と精神障害者との精神構造を比較する研究
- 一連の動物種を通じてみられる行動の進化を問題とする研究

また，狭義には動物心理学とほとんど同義に用いられている。

6. まとめ

第1章では，公認心理師のカリキュラムにおける神経・生理心理学の位置づけと内容，さらに，神経・生理心理学の歴史，代表的な研究，前提，関連領域について紹介した。次章より，心の様々な働きが，どのようなメカニズムで織りなされているかを詳しく紹介していく。各章には，学びの到達度がわかるように演習問題を設定したので活用してほしい。また，引用・参考文献，そしてさらに詳しく学びたい方のための書

籍も紹介したので，ぜひ参考にしてほしい。

演習問題

【問題】

1. （　　　　）とは，心の働きの生物学的基盤を探る心理学の一分野である。

2. 公認心理師のカリキュラムでは，（　　　　）の構造及び機能，記憶，感情等の生理，（　　　　）の概要などが大学で学ぶ内容として位置づけられている。

3. 神経・生理心理学の歴史は古く，その起源は（　　　　）の「心の座は心臓である」という考えまでさかのぼることができる。また，ルネ・デカルトが「世界には物質と精神という根本的に異なる2つの実体がある」という（　　　　）を唱え，（　　　　）を「魂のありか」と呼び，研究に時間を費やしたことも，心を生物学的に捉える試みと考えることができる。

4. ドイツの医師で解剖学者のフランツ・J・ガルは，診察や解剖を通して，同じような精神的傾向をもっている人は頭の形が似ているとし，性格と頭の形に関係があると考えた。これは（　　　　）と呼ばれている。

5. 心理学が哲学から別れ，科学的心理学としてその歩みを始めてからは，ヴィルヘルム・M・ヴントが1874年に出版した『（　　　　）』を，神経・生理心理学の起源と考えることができる。

6. 19世紀から20世紀にかけて報告された（　　　　）事例の研究は心と脳の関係性について様々な示唆をもたらした。

7. エドワード・L・ソーンダイクが行った実験をはじめとして，心理

学の研究対象がヒトだけでなく動物を含むようになったため，神経・生理心理学の対象も広く行動の生物学的メカニズムの研究が展開されるようになった。イワン・P・パブロフの（　　　）やヴァルター・R・ヘスの（　　　）などの研究は，神経・生理心理学の研究をより一層活発なものとした。

8. 現在，神経・生理心理学は，（　　　）や（　　　）とも呼ばれている。かつては，ジョン・A・スターンが述べたように，生理学的変数が独立変数となり，心理及び行動的変数が従属変数となる研究領域を（　　　）と呼び，逆に心理及び行動的変数が独立変数となり，生理学的変数が従属変数となる研究領域を（　　　）と呼んで両者を区別したが，昨今，そのような区別は曖昧になっている。

9. （　　　）は 1904 年にカナダで誕生した。1985 年にこの世を去るまでのあいだ，心理学における生物学的枠組を確立した。彼が 1949 年に出版した「（　　　）」という著書の中で，後に生物心理学分野で重要視される 3 つの概念を提唱している。それらは（　　　），（　　　），（　　　）である。

10. 心と脳の関係に関する考え方は，大きく（　　　）と（　　　）に分かれる。これらの考え方に関する議論は心の哲学で行われる。

11. 主観的な意識的体験（現象意識やクオリア）を物理的なものと対置させる二元論を，（　　　）または（　　　）と呼ぶ。この現代の二元論と対立する一元論を（　　　），（　　　），（　　　）などと呼ぶ。有名な立場として心と脳を同一と考える（　　　）がある。神経・生理心理学は（　　　）を前提とした学問だと考えて良い。

12. 神経・生理心理学の関連領域は多岐にわたり，代表的なものとして（　　　），（　　　），（　　　）がある。

13. 精神薬理学は，薬理学の中でも主に（　　　）の薬理作用について

扱う学問である。

14. （　　　）とは，ヒトの認知，広くは認識について，その生物学的メカニズムを研究する学問である。

15. （　　　）は，ウイルスや植物から人間にいたるまで種々の生物の行動を比較し，相違点と類似点から行動の原理を追求する学問である。狭義には（　　　）と同義に用いられている。

解答

1. 神経・生理心理学
2. 脳神経系，高次脳機能障害
3. アリストテレス，心身二元論，松果体
4. 骨相学
5. 生理学的心理学提要
6. 脳損傷
7. 条件反射，脳内刺激
8. 生物心理学，神経科学，生理学的心理学，精神生理学（心理生理学）
9. ドナルド・O・ヘッブ，行動の機構，ヘッブ則，細胞集成体，位相連鎖
10. 二元論，一元論
11. 性質二元論，中立一元論，物的一元論，唯物論，物理主義，同一説，同一説
12. 精神薬理学，認知神経科学，比較心理学
13. 向精神薬
14. 認知神経科学
15. 比較心理学，動物心理学

引用・参考文献

1. 公認心理師カリキュラム等検討会報告書（https://www.mhlw.go.jp/file/05-Shingikai-12201000-Shakaiengokyokushougaihokenfukushibu-Kikakuka/0000169346.pdf）
2. 公益社団法人日本心理学会・公認心理師養成大学教員連絡協議会「公認心理師大学カリキュラム　標準シラバス（2018 年 8 月 22 日版）」（https://psych.or.jp/wp-content/uploads/2018/04/standard_syllabus_2018-8-22.pdf）
3. D.O. ヘッブ（著）・鹿取廣人・鳥居修晃・白井常・平野俊二・金城辰夫（翻訳）（1987）心について．紀伊國屋書店．
4. D.O. ヘッブ（著）・鹿取廣人・金城辰夫・鈴木光太郎・鳥居修晃・渡邊正孝（翻訳）（2011）行動の機構——脳メカニズムから心理学へ（上）（下）．岩波文庫．
5. Lømo T.（2003）The discovery of long-term potentiation. Philos Trans R Soc Lond B Biol Sci. 358（1432）: 617-20. doi : 10.1098/rstb.2002.1226.

さらに詳しく学びたい方のために

1. 梅本堯夫・大山正（1994）心理学史への招待—現代心理学の背景（新心理学ライブラリ）．サイエンス社．
2. J.R. サール（著）・山本貴光・吉川浩満（翻訳）（2006）マインド—心の哲学．朝日出版社．

2 | 心の生物学的基礎（神経系①）

《**本章の目標＆ポイント**》　第2章では，心の生物学的基礎の一つである神経系について，神経細胞，グリア細胞，さらに情報伝達において中心的役割を担うシナプスについて学ぶ。そして，それらに加えて，生命の基本的単位である細胞と，それを構成する分子について理解することを目標とする。
《**キーワード**》　神経細胞，グリア細胞，シナプス，神経伝達物質，膜タンパク質，細胞内器官，細胞骨格，水，タンパク質，核酸

1. 脳を構成する細胞

　ヒトの脳は300億〜千数百億にのぼる神経細胞から構成されている。神経細胞はニューロンとも呼ばれ，これは脳全体の細胞数の約10％を占めている。そして，残りの90％はグリア細胞と呼ばれ，これは神経細胞の間に隙間なく入り込んで脳の構造を維持している。グリア細胞は，血液中の栄養素を神経細胞に送る役割も果たし，この働きを血液脳関門と呼ぶ。血液脳関門は血中に含まれる有害物質によって神経細胞が死滅してしまうことがないよう，栄養素のみを神経細胞に送っている。グリア細胞の中には，血液脳関門を構成するもの以外に，神経線維に巻きついて後述の髄鞘を形成するもの，さらに，神経系の遺物を貪食するものがある。また，最近では，グリア細胞もさまざまな物質を分泌して神経細胞の活動を調節することが報告されている（**図2−1**）。

　神経細胞には，様々な形状があるが，典型的なものを**図2−2**に示し

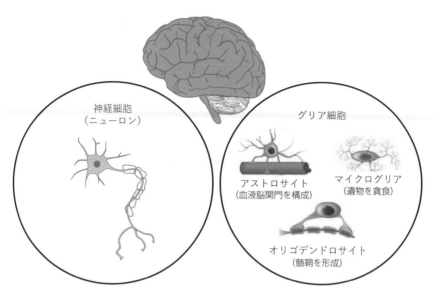

出典：高瀬堅吉（2018）2章 心の生物学的基盤．繁桝算男（編）「公認心理師の基礎と実践② 心理学概論」．遠見書房．

図2-1 脳を構成する細胞

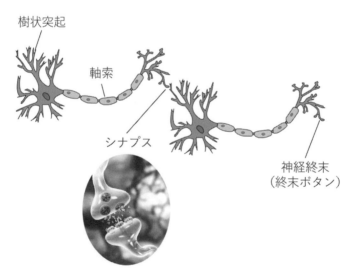

出典：高瀬堅吉（2018）2章 心の生物学的基盤．繁桝算男（編）「公認心理師の基礎と実践② 心理学概論」．遠見書房．

図2-2 神経細胞とシナプス

た。神経細胞は，樹状突起を持つ細胞体，さらに，興奮を伝える軸索，そして軸索先端の神経終末（終末ボタン）という構造をとる。樹状突起はほかの細胞からの信号を受け取る領域であり，ここに入力される信号は，シナプスという構造を通じて隣接する細胞から送られてくる。樹状突起のシナプス部分に棘（スパイン）と呼ばれる小突起が形成されている場合もある。樹状突起に入力された信号は，細胞体，そして軸索へと伝わり，神経伝達物質を含む小胞を持つ神経終末に伝わる。そして，神経終末と隣接する細胞の間にある隙間，すなわちシナプス間隙に神経伝達物質を開口分泌し，ほかの神経細胞へと情報を伝達する。

2．シナプスと神経伝達物質

　神経細胞間の情報伝達は，シナプスという構造を介して行われることは既に述べた。このシナプスには，電気シナプスと化学シナプスの二種

電気シナプス

・隣接する細胞の膜が 2～4nm にまで密着している
・膜を貫通するコネクソンというタンパク質がギャップ結合を形成している
・ギャップ結合を通じて電流が流れるため，非常に速い伝達が可能である
・細胞同士の活動を同期させる役割を持つ

化学シナプス

・神経終末部が他の細胞の膜に 20nm ほどの間隔を持って接した構造である
・終末側から神経伝達物質が放出される
・放出された神経伝達物質を，もう一方の細胞が膜の受容体を介して受け取る
・神経伝達物質は数十種類あり，それぞれに数種類の受容体がある

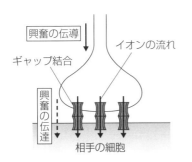
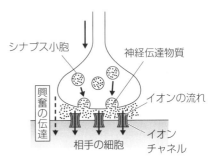

図 2-3　電気シナプスと化学シナプス

26

類があり，それぞれ異なる特徴を持つ（**図 2-3**）。

また，神経伝達物質は次のグループに分類することができる。

- アミノ酸：グルタミン酸と γ-アミノ酪酸（GABA）などがあり，グルタミン酸は興奮性の情報を伝え，GABA は抑制性の情報を伝える。これらの神経伝達物質を持つ神経細胞は脳全体に広がっている。
- アミン：アセチルコリン，ドーパミン，ノルアドレナリン（ノルエピネフリン），セロトニンなどがある。これらの神経伝達物質を持つ神経細胞は脳内に局在し，そこから軸索を広く伸ばしている。
- ペプチド：アミノ酸の連なりであり，神経伝達物質として働くものは神経ペプチドとも呼ばれる。神経ペプチドには，ソマトスタチン，コレシストキニン，エンケファリン，バソプレッシン，オキシトシン，オレキシンなどがある。これらのペプチドを持つ神経細胞も脳内に偏在あるいは局在しており，特定の機能を担っている。

3. 細胞の構成と機能

神経細胞やグリア細胞は，生命の基本的単位である細胞の種類の一つである。心理学の学びでは見過ごされがちな細胞の構成と機能について，ここで改めて振り返りたい。人の身体は 37 兆個の細胞からできているという報告がある。その細胞の形は一様ではなく，身体の場所によって異なっているが，基本的な構成は同じである。**図 2-4** は細胞の基本的な構成を示している。

細胞は細胞膜と呼ばれる生体膜で包まれており，その内部には生体物質を含む水溶液がある。細胞膜の厚さは約 5nm であり，タンパク質が埋め込まれた脂質の二重層（脂質二重膜）からつくられている。細胞膜の機能は次の二点である。

- 細胞を取り巻いて内部を保護するとともに細胞の形を維持する。

●細胞内外の物質の出入りを調節する。

　特に重要なことは細胞膜が脂質二重膜なので，イオンや電荷を持った物質が通過できないことである。細胞膜に埋め込まれているタンパク質は，特定のイオンや電荷を持った物質の細胞内外の往来を可能にし，このタンパク質は膜タンパク質と呼ばれる。膜タンパク質には，イオンの流出入を可能にするチャネルタンパク質，そして，物質の運搬に関わる運搬タンパク質がある（図2-5）。

　通常，水に溶解しにくい分子である疎水性分子や分子内に存在する電気的な偏りのある分子である極性分子は，濃度勾配に従う単純拡散によって細胞膜を通過する。一方，極性のある大きな分子やイオンや電荷を持つ分子は，膜に埋め込まれたチャネルタンパク質や運搬タンパク質に

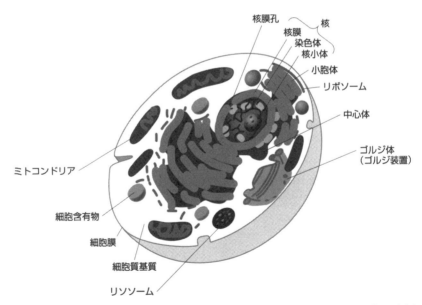

イラスト：TAKE design（坂口武久）
出典：髙瀬堅吉（2020）心理職のための身につけておきたい生物学の基礎知識．誠信書房．

図2-4　細胞の基本的な構成

よって運ばれる。また，運搬タンパク質が濃度勾配に逆らって運搬するためにはエネルギーが必要になる。

　細胞の内部を見ると，核と呼ばれる構造物以外に，さらに多くの構造物が詰め込まれている。これらの構造物は細胞小器官と呼ばれ，それぞれ細胞の活動に必要な機能を担っている。細胞小器官には，次のものがある。

●核
・核膜とよばれる二重の膜で包まれている。
・核膜には核膜孔と呼ばれるたくさんの穴が開いていて，核の内部と核の外にある細胞小器官が浮かぶ液体部分である細胞質基質をつないでいる。
・核の内部には染色体があり，遺伝情報が収められている。
・染色体は細胞が分裂する際に観察される構造であり，普段はほつれた状態の染色質として存在している。
・染色質は細胞分裂が始まると，凝集して染色体になる。
・核の中には，リボソームの原料をつくる器官である核小体がある。

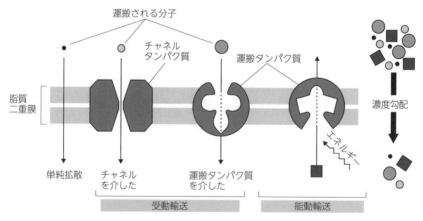

出典：和田勝（2020）基礎から学ぶ生物学・細胞生物学 第4版．羊土社．

図2-5　チャネルタンパク質と運搬タンパク質による物質の往来

● 小胞体
・細胞質内に網状に存在し，粗面小胞体と滑面小胞体の２つがある。
・粗面小胞体にはリボソームが付着しているが，滑面小胞体にはそれがない。
・リボソームは遺伝情報からタンパク質を作る役割を担っている。
・作られるタンパク質には，細胞内で利用されるもの，細胞外へ分泌される分泌性タンパク質，膜に埋め込まれる膜タンパク質がある。
・細胞内で使われるタンパク質は小胞体に付着していない遊離リボソームで作られ，分泌性タンパク質と膜タンパク質は小胞体に付着しているリボソームで作られる。
・小胞体に付着したリボソームで作られたタンパク質は，小胞体腔に入り，ゴルジ体（ゴルジ装置）へと送られる。

● ゴルジ体
・分泌性タンパク質や膜タンパク質を，小胞に包んで送り出す働きをしている。
・ゴルジ体から送り出された小胞は細胞内にとどまり，必要に応じて細胞膜へと移動して，細胞膜と融合する。
・小胞内部に貯蔵された分泌性タンパク質は細胞外へと分泌される。先述の神経伝達物質の分泌も，この働きによる。
・膜タンパク質は小胞の膜に埋め込まれたかたちで細胞膜へと移動し，小胞が細胞膜と融合することで膜タンパク質は細胞膜に埋め込まれる。

●ミトコンドリア（図2-6）

・内外2枚の膜（内膜，外膜）からつくられている。

・内膜がミトコンドリア内に棒状あるいはヒダ状に張り出したクリステと呼ばれる部分がある。

・外膜と内膜のあいだの隙間は膜管腔と呼ばれる。

・基質（マトリックス）と呼ばれる内膜の内側のスペースがある。

・基質には，ミトコンドリアの独自のDNAとリボソームが含まれており，これらを使ってミトコンドリアは自立的に分裂して数を増やすことができる。

・ミトコンドリアは細胞の活動に必要なエネルギーを供給する働きをしている。

・エネルギーはアデノシン三リン酸（ATP）という分子の形でつくられ，必要な場所で使われる。

●リソソーム

・中がpH5前後で酸性化されている。

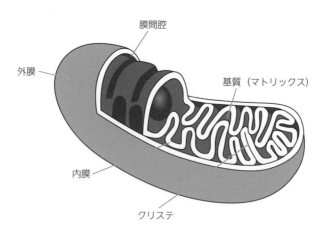

膜間腔

外膜

基質（マトリックス）

内膜

クリステ

イラスト：TAKE design（坂口武久）

出典：髙瀬堅吉（2020）心理職のための身につけておきたい生物学の基礎知識．誠信書房．

図2-6 ミトコンドリアの構造

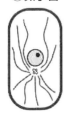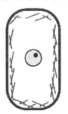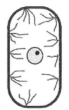

・小胞の内外の成分を分解する機能を担っている。

・水に反応し，反応したものが分解されて別の生成物が得られる反応（加水分解）を触媒する様々な酵素が含まれている。

● 細胞含有物

・細胞によってつくられた細胞内の貯蔵物質や分泌物質の総称。

・細胞含有物としては，液胞内に多量にある水をはじめ，炭水化物，タンパク質，脂肪，有機酸，色素，卵黄物質など，様々なものがある。

　細胞小器官については上記で示した通りだが，細胞を構成するものとして，このほかに細胞骨格がある。細胞骨格はタンパク質の線維からできており固くはなく，細胞の形を一定に保つ役割がある。また，細胞の分裂や移動，さらには細胞小器官の移動にも関わっている。細胞骨格には微小管（①），アクチンフィラメント（②），中間径フィラメント（③）の三種類がある（図2-7）。以下，それぞれについて説明する。

● 微小管

・細胞内の運搬の道筋をつくる。

・ダイニンやキネシンと呼ばれるモータータンパク質は微小管とい

①微小管　　②アクチンフィラメント　　③中間径フィラメント

出典：和田勝（2020）基礎から学ぶ生物学・細胞生物学 第4版. 羊土社を一部改変.

図2-7　細胞骨格の配置

う線路の上を走る運搬車のような働きをして，細胞小器官や小胞
などを動かす。

・細胞が分裂する際に染色体を動かす原動力にもなる。

・繊毛や鞭毛も微小管からつくられている。

・繊毛や鞭毛は，細胞表面から突き出た繊維状の構造で，細胞が移
動する際に働く。

・微小管は細胞の中で形成と消失を繰り返す。

・微小管の形成に中心的役割を果たす細胞小器官は中心体である。

●アクチンフィラメント

・細胞の表面に存在し，原形質流動を引き起こす。

・細胞表面のかたちを変え，細胞の運動に重要な役割を果たす。

・細胞分裂の際の細胞質分裂に重要な役割を果たす。

・個体の行動に必要不可欠な筋収縮では，アクチンフィラメントが
モータータンパク質の一種であるミオシンと相互作用しながら筋
収縮を起こす。

●中間径フィラメント

・主として細胞の形を保つのに重要な役割を果たす。

・核膜の内側にもあり，核の形を維持する役割も果たしている。

4. 生体を構成する分子

前節では，身体の最小単位である細胞の基本的構成について紹介し
た。細胞小器官の構造や働きをより深く理解するためには，それらを構
成する分子についても理解しておく必要がある。ここでは，水，タンパ
ク質，核酸（DNA，RNA），糖質，脂質という細胞を構成する分子につ

いて紹介する。これらの分子は，水と脂質を除いてすべてポリマーとして生体内に存在する。ポリマーはモノマーが共有結合してつくられた大きな分子のことを指す。共有結合は原子間での電子対の共有をともなう化学結合で，結合の力は非常に強い。生体を構成するポリマーは，ポリマーに作用するモノマーとのあいだで水が取れて共有結合したり，もしくは，水が加わってポリマーが分解されたりする。前者は脱水縮合，後者は加水分解と呼ばれている。

●水
　・ヒトの生体を構成する分子のうち70%を占める。
　・生体を構成する分子間の相互の働きを媒介し，生体の活動の基礎をなす。
　・電気的な偏り（分極）があり，水分子同士は水素結合によって結合できる。
　・水分子同士がくっつく際は，H$^+$-O$^-$-$\underline{H}^+$-O$^-$-H$^+$というようなかたちになり，下線部の水素を挟んで酸素原子がくっつくように見える。この結合は水素結合と呼ばれている。
　・生体では水分子を構成するプラスの水素原子とマイナスの酸素原子が，タンパク質分子などの表面の電荷を帯びた原子と水素結合をつくるので，水は電荷を帯びた分子を溶かすための良好な溶媒となる。

●タンパク質
　・アミノ酸をモノマーとするポリマーである。
　・アミノ酸の中心は炭素原子Cで，ちょうど正四面体の重心にCがあり，各頂点に向かって4本の手が伸びている（**図2-8**）。
　・4本の手のうち2本には，アミノ基とカルボキシル基がそれぞれ

結合している。

・アミノ基は水素原子2個，窒素原子が1個から構成される H_2N という分子であり，カルボキシル基は COOH という分子である。

・残りの手のうち1本には水素原子 H が結合する。

・もう1本にはアミノ酸の種類によってさまざまな分子群が結合し，これを側鎖と呼ぶ。

・アミノ酸の基本構造は，側鎖以外は共通で，側鎖は全部で20種類ある。つまり，アミノ酸は20種類ある（図2-9）。

・アミノ基とカルボキシル基は酵素の働きによって脱水縮合し，これをペプチド結合と呼ぶ（図2-10）。

・隣り合ったアミノ酸が，次々とペプチド結合して鎖状につながったものをペプチドと呼ぶ。

・ペプチドに組み込まれたアミノ酸を残基と呼ぶ。残基が2個のものをジペプチド，3個のものをトリペプチド，4個のものをテトラペプチドと呼び，残基が10個以下のものをオリゴペプチド，多数つながったものをポリペプチドと呼ぶ。

・およそ50個以上つながった長いペプチドがタンパク質である。

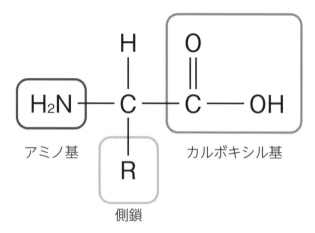

図2-8　アミノ酸の構造式

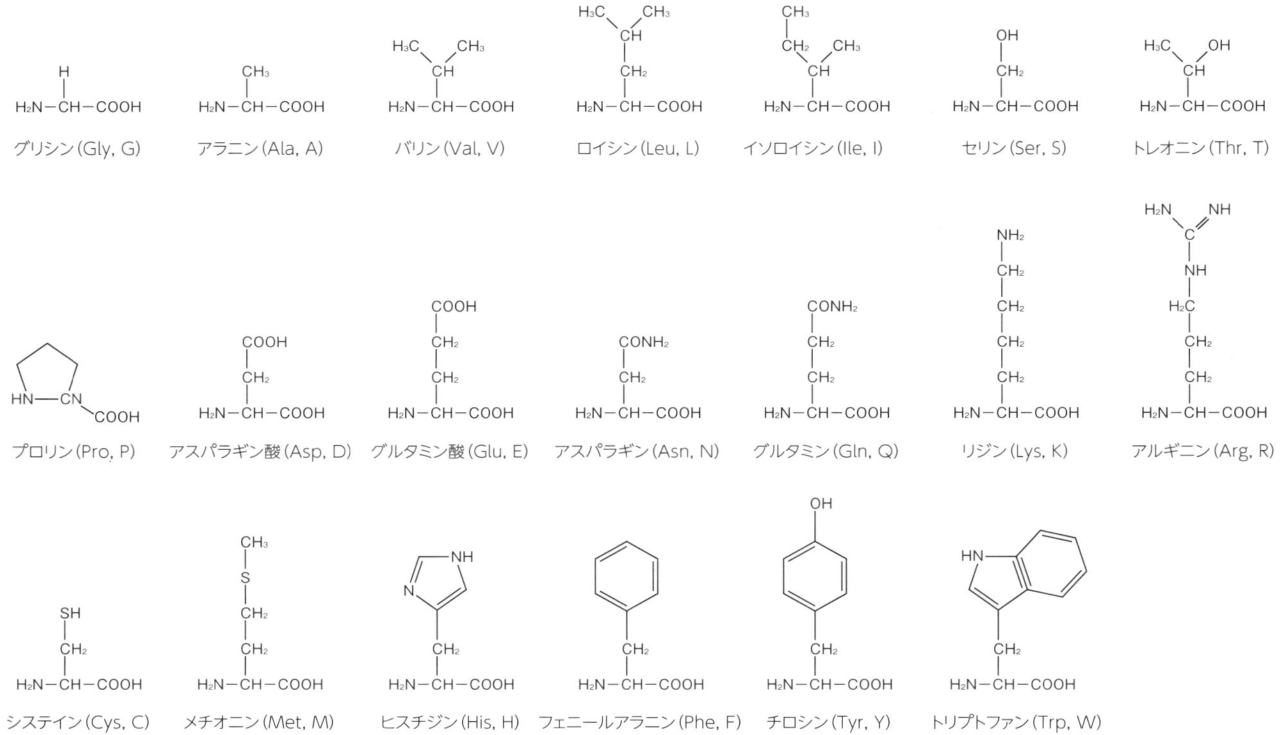

グリシン(Gly, G)　アラニン(Ala, A)　バリン(Val, V)　ロイシン(Leu, L)　イソロイシン(Ile, I)　セリン(Ser, S)　トレオニン(Thr, T)

プロリン(Pro, P)　アスパラギン酸(Asp, D)　グルタミン酸(Glu, E)　アスパラギン(Asn, N)　グルタミン(Gln, Q)　リジン(Lys, K)　アルギニン(Arg, R)

システイン(Cys, C)　メチオニン(Met, M)　ヒスチジン(His, H)　フェニールアラニン(Phe, F)　チロシン(Tyr, Y)　トリプトファン(Trp, W)

図2-9　20種類のアミノ酸の構造式

・アミノ酸のならびを一列に表現したものを，タンパク質の一次構造と呼ぶ。

・一次構造が複雑になり，らせん状になったものを α ヘリックス（図 2 - 11），シート状になったものを β シートと呼ぶ（図 2 - 12）。これらはタンパク質の二次構造と呼ばれる。

・ヘリックスとはらせんを意味し，α ヘリックスとはタンパク質のらせん状の構造を指す。

・二次構造をつくるかどうか，または，作った場合に α ヘリックスとなるか β シートとなるかは側鎖の種類と並び方によって決まる。

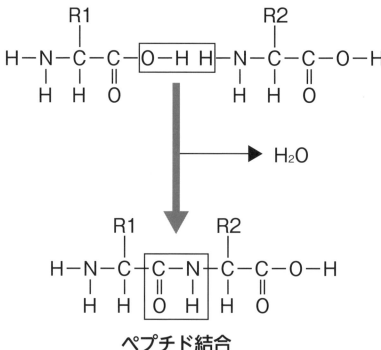

ペプチド結合

R1 の側鎖を持つアミノ酸のカルボキシル基の OH と R2 の側鎖を持つアミノ酸のアミノ基の H が水を形成して外れ（脱水縮合），2 つのアミノ酸はペプチド結合する。

図 2 - 10　ペプチド結合

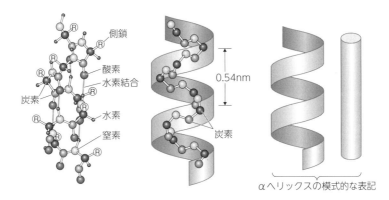

ヘリックスとはらせんを意味する。あるアミノ酸の NH の水素原子が，3つ先のアミノ酸の CO の酸素原子と水素結合をつくることで，らせん構造をとる。タンパク質を模式的にあらわす際に，αヘリックスは図の右に示したようにリボン上に描いたり，円筒で示したりする。

出典：和田勝（2020）基礎から学ぶ生物学・細胞生物学 第4版．羊土社を一部改変．

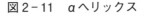

図 2-11　αヘリックス

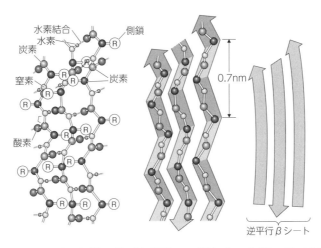

βシートはポリペプチド鎖が伸びた構造で，隣り合った鎖の間で水素結合が形成される。そのため，シート状の広がりのある構造になる。これには，隣り合うポリペプチド鎖の向きが反対の逆平行βシートと，同じ向きの平行βシートがある。

出典：和田勝（2020）基礎から学ぶ生物学・細胞生物学 第4版．羊土社を一部改変．

図 2-12　βシート

- αヘリックスやβシートと，それをつなぐ無定形の部分を合わせた立体的な構造をタンパク質の三次構造と呼ぶ（図2-13）。
- 非共有結合によってつくられる複数の三次構造の集合体をタンパク質の四次構造と呼ぶ（図2-14）。四次構造では，それをつくる個々のポリペプチド鎖，すなわち三次構造を，サブユニットと呼ぶ。

● 核酸
- ヌクレオチドをモノマーとするポリマーである。
- ヌクレオチドは，五炭糖，リン酸，核酸塩基からできている。
- 五炭糖とは，炭素原子Cが5個ある糖のことで，リボースあるい

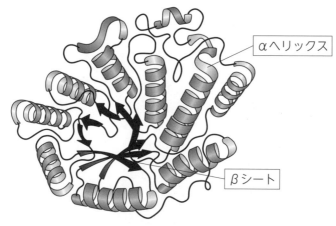

三次構造は，親水性の側鎖が分子の表面に位置しようとする力，疎水性の側鎖が分子の内側に位置しようとする力，さらに分子間で相互に作用する力によってつくられる。三次構造は立体構造であるため，タンパク質の表面にはでっぱりや凹みができる。また，配列上は離れていたアミノ酸が立体構造をとることで近づき，それがタンパク質に機能をもたせる重要な部位となることもわかっている。そのため，熱などによって立体構造が壊れると，その機能が失われることがある。図はβアミラーゼと呼ばれるタンパク質の三次構造である。

図2-13　タンパク質の三次構造

はデオキシリボースがある（図2-15）。

● DNA

・デオキシリボース，リン酸，核酸塩基から構成され，デオキシリ
ボースの部分から核酸塩基が飛び出した形をしている。

・核酸塩基にはアデニン（A），グアニン（G），シトシン（C），チ
ミン（T）の四種類があり，それぞれ略称でA，G，C，Tと記さ
れる（図2-16）。

・生体ではDNAは二本鎖で存在し，さらにその二本鎖はらせん構
造をとる。これは二重らせん構造と呼ばれている。

・DNAが二本鎖になる場合，核酸塩基同士が水素結合し，AはT
と，GはCと組み合わせをつくることが，DNAの構造上の法則

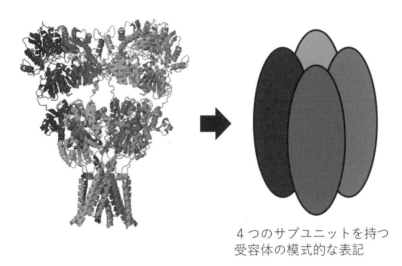

４つのサブユニットを持つ
受容体の模式的な表記

四次構造をつくることで，タンパク質はさらに複雑な形をとることができ，
新たな機能を獲得することができる。

イラスト：TAKE design（坂口武久）

出典：髙瀬堅吉（2020）心理職が身につけておきたい生物学の基礎知識．誠信書房．

図2-14　タンパク質（グルタミン酸受容体）の四次構造

となっている（図2−17）。

・DNA には遺伝情報を保持する働きがある。

・二重らせん構造の DNA がヒストンと呼ばれるタンパク質に巻き付き，それが束を形成することで染色体を成す（図2−18）。

・遺伝情報はタンパク質の合成というかたちで親から子へと受け継がれる。

・DNA にはタンパク質の情報を保有する部分と，そうでない部分の両方が含まれている。

・タンパク質を合成する際，二本鎖の DNA は一本鎖となり，露出した AT もしくは GC の組み合わせをつくっていない核酸塩基に RNA が結合して，メッセンジャー RNA（mRNA）が作られる。

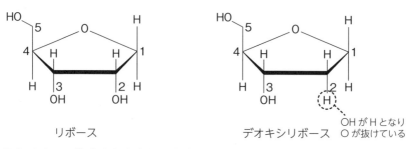

リボース　　　　　　　　　デオキシリボース　　OH が H となり O が抜けている

炭素原子 C は構造式を書く際は省略され，それぞれ番号が付加される。図のリボースまたはデオキシリボースでは，右端の C が1となり，あとは時計回りに5まで付けられている。それぞれ 1´ 末端，2´ 末端，3´ 末端，4´ 末端，5´ 末端と表記される。「´（プライム）」が付く理由は，核酸の場合，核酸塩基にも炭素原子があり，ここにすでに番号が付けられている。そのため，核酸塩基の炭素原子に付けられている1と，リボースまたはデオキシリボースの炭素原子に付けられている1とを区別するために，五炭糖の炭素の番号には「´（プライム）」をつける。ただし，図ではリボースまたはデオキシリボースそれぞれを単独で示しているため，「´（プライム）」を付けていない。リボースとデオキシリボースの違いは，リボースの 2´ 末端 OH がデオキシリボースだと H になっている点にある。核酸にはデオキシリボ核酸（DNA）とリボ核酸（RNA）があり，DNA ではデオキシリボースが，RNA ではリボースが核酸を構成する材料として用いられている。

図2−15　リボースとデオキシリボース

● mRNA

・mRNA はスプライシングという過程で，タンパク質を合成する
ための情報を保有しない部分を取り除く。

・mRNA は3つの塩基で1つのアミノ酸をつくる。そしてつくら
れたアミノ酸が次々とペプチド結合することでタンパク質がつく
られる。

・DNA から mRNA が作られる過程を転写，そして，mRNA から
タンパクが作られる過程を翻訳と呼ぶ（**図2-19**）。

● 糖質

・単糖（類）をモノマーとした生体物質である。

・2つの単糖が脱水縮合したものが二糖類，少数の単糖が縮合した
オリゴ糖，多数の単糖が縮合した多糖類に分けることができる。

・単糖類には，グルコース（ブドウ糖），フルクトース（果糖），ガ

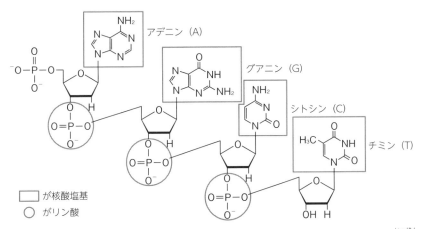

核酸塩基は1′末端から出ている。図に示したような DNA の連なりを「一本
鎖」と呼ぶ。

イラスト：TAKE design（坂口武久）
出典：髙瀬堅吉（2020）心理職のための身につけておきたい生物学の基礎知識．誠信書房．

図2-16　デオキシリボースとリン酸につく核酸塩基

42

ラクトースがある。

・二糖類にはスクロース（ショ糖），ラクトース（乳糖），マルトース（麦芽糖）などがある。

・多糖類には，ブドウ糖が多数結合したでんぷんやグリコーゲンがある。

・糖質は，いずれも炭素原子Cが6個の六炭糖で，主に生体のエネルギーとして使用される。

・炭水化物は糖質と食物繊維が合わさったものである。

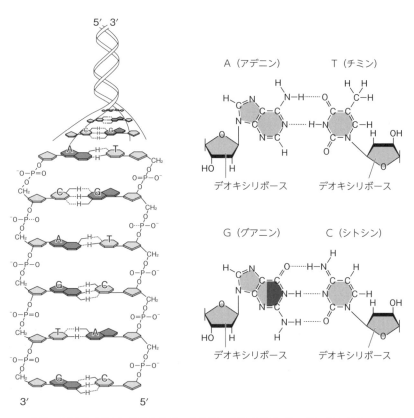

出典：和田勝（2020）基礎から学ぶ生物学・細胞生物学 第4版．羊土社を一部改変．

図2−17　二本鎖DNAの二重らせん構造

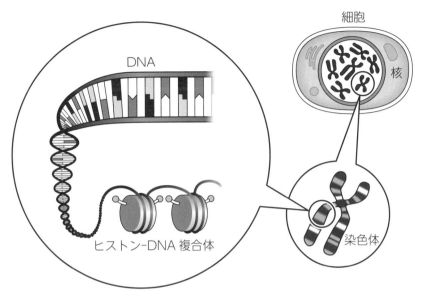

図 2 - 18　**染色体の構成**

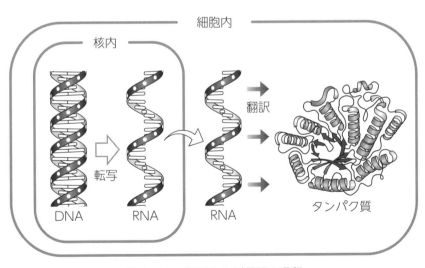

図 2 - 19　**転写および翻訳の過程**

44

● 脂質

・生物から単離される水に溶けない物質の総称である。

・特定の化学的，構造的な性質ではなく，その物質の溶解度によって定義する場合がある。

・脂質の役割としては，エネルギー源になるほかに，細胞膜の重要な材料になる。

　第2章では，心の生物学的基礎の一つである神経系について，神経細胞，グリア細胞，さらに情報伝達において中心的役割を担うシナプスについて紹介し，生命の基本的単位である細胞とそれを構成する分子についても紹介した。神経・生理心理学の視点で心を理解するためには，生物学の基礎を習得する必要がある。生物の最小単位である細胞の構成と機能を知ることは，その第一歩となるので，ここまでの内容で理解が不十分と感じた方は，再度読み直してほしい。

演習問題

【問題】

1. ヒトの脳の神経細胞は（　　　）とも呼ばれ，脳全体の細胞数の約10%を占めていて，残りの90%は（　　　）と呼ばれる細胞で占められている。

2. 樹状突起はほかの細胞からの信号を受け取る領域であり，入力信号は（　　　）という構造を通じて隣接する細胞から送られる。

3. 神経伝達物質は，（　　　），（　　　），（　　　）に大別することができる。

4. 細胞は（　　　）と呼ばれる生体膜で包まれている。

5. 膜タンパク質には，イオンの流出入を可能にする（　　　）や，物質の運搬に関わる（　　　）がある。

6. 細胞内部の構造物は（　　　）と呼ばれる。

7. 水以外に，生体を構成する基本的な要素として，（　　　），（　　　），（　　　），（　　　）がある。

8. （　　　）はアミノ酸をモノマーとするポリマーである。

9. 核酸塩基には（　　　），（　　　），（　　　），（　　　）の四種類がある。

10. DNA から mRNA が作られる過程を（　　　），mRNA からタンパクが作られる過程を（　　　）と呼ぶ。

|解答|

1. ニューロン，グリア細胞

2. シナプス

3. アミノ酸，アミン，ペプチド

4. 細胞膜

5. チャネルタンパク質，運搬タンパク質

6. 細胞小器官

7. タンパク質，核酸，糖質，脂質

8. タンパク質

9. アデニン（A），グアニン（G），シトシン（C），チミン（T）

10. 転写，翻訳

46

引用・参考文献

1. 高瀬堅吉（2018）2章 心の生物学的基盤．繁桝算男（編）「公認心理師の基礎と実践② 心理学概論」．遠見書房．
2. 高瀬堅吉（2020）心理職のための身につけておきたい生物学の基礎知識．誠信書房．
3. 和田勝（2006）基礎から学ぶ生物学・細胞生物学．羊土社．

さらに詳しく学びたい方のために

1. N.R. カールソン（著）・泰羅雅登・中村克樹（監修・翻訳）（2013）第4版カールソン神経科学テキスト 脳と行動．丸善出版．
2. 中村桂子・松原謙一（監訳）（2017）細胞の分子生物学 第6版．ニュートンプレス．

3 | 心の生物学的基礎 （神経系②・内分泌系）

《**本章の目標＆ポイント**》 第3章では，神経細胞が情報を送る仕組みである「伝導」と「伝達」を学ぶ。また，脳の機能局在についての概要，さらに，血中に分泌される物質を通じた情報伝達の仕組み（内分泌系）についても学ぶ。これらの学びを通じて，生体の情報伝達機構を理解することが，本章の学習の目標である。

《**キーワード**》 伝導，伝達，新皮質，大脳辺縁系，大脳基底核，機能局在，自律神経系，交感神経，副交感神経，内分泌系，視床下部，下垂体

1．神経細胞が情報を送る仕組み（伝導）

　神経細胞と神経細胞の間の連絡は神経伝達物質が情報伝達を担うことを既に述べた。神経伝達物質によって伝わった情報は，神経細胞内では活動電位となって伝わる。これは「伝達」ではなく「伝導」と呼ばれる。

　非興奮時の神経細胞の細胞膜は内外のイオン濃度の差によって，およそ -70mV に分極して安定した状態にある。これを静止膜電位と呼ぶ。シナプスに存在する興奮性の受容体に神経伝達物質が作用すると静止膜電位はプラスになり，興奮性シナプス後電位（excitatory postsynaptic potential, EPSP）が生じる。この電位変化は，細胞膜を伝わり細胞体全体に広がり，軸索の起始部である軸索小丘にあるスパイク発火帯に到達する。スパイク発火帯には電位依存性ナトリウムイオン（Na^+）チャネ

ルが豊富にあり，伝わってきた電位変化が閾値を超えた場合にNa⁺チャ
ネルが開口する。

　細胞外のNa⁺濃度は，細胞内より約10倍も高い。そのため，Na⁺チ
ャネルが開口するとNa⁺の急激な流入が生じ，マイナスに偏っていた電
位が解消に向かい，活動電位が生じる。これを脱分極と呼ぶ。先述のス
パイク発火帯には，電位依存性カリウムイオン（K⁺）チャネルも豊富に
ある。ただし，K⁺チャネルはNa⁺チャネルよりも遅れて開口し，Na⁺
チャネルよりも後に不活性化されるため，細胞内に高濃度にあるK⁺の
流出によって再び極性が生まれる現象が起き，活動電位は終息する。こ
れを再分極と呼ぶ（図3-1）。このように神経細胞は興奮するかしない
かのデジタル処理を行い，この神経細胞の活動の法則性を全か無かの法
則と呼ぶ。

　神経細胞の中には，軸索にシュワン細胞またはオリゴデンドロサイト
というグリア細胞が巻きつき，髄鞘と呼ばれる構造体を形成しているも
のがある。髄鞘の長さは80μm〜1mmであり，長い軸索には複数の髄

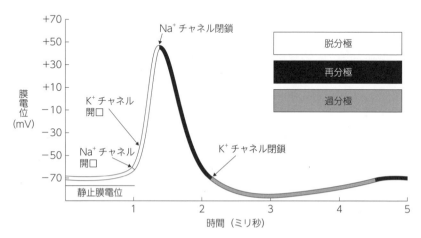

出典：J.P.J. ピネル（著）・佐藤敬・泉井亮・若林孝一・飛鳥井望（翻訳）（2005）ピネル バ
イオサイコロジー—脳 心と行動の神経科学．西村書店から作成．

図3-1　活動電位

鞘が巻きついている。この時，髄鞘間の継ぎ目をランビエ絞輪と呼ぶ。興奮膜の伝導は隣接する膜の電位変化による連鎖反応であり，伝導速度は速くない。しかし，興奮が絶縁性の高い髄鞘に達すると逃げ場を失った局所電流は一気にランビエ絞輪にまで流れるため，ランビエ絞輪において活動電位を引き起こし，結果として伝導速度は速くなる。これを跳躍伝導と呼ぶ。これを繰り返して，髄鞘が軸索に巻きついた神経細胞は非常に速い速度で情報を伝える。

　神経細胞は，脱分極中は次に続く閾値以上の活動電位の刺激に対して応答しない時期があり，これを不応期と呼ぶ。不応期には，強い刺激が来れば活動電位が生じる相対不応期と，強い刺激が来ても活動電位が生じない絶対不応期がある。

　神経終末は，神経伝達物質を包み込んだ小胞を多く含んでおり，さらにほかの神経細胞に隣接しているものがある。この隣接した部分の構造が，第2章でも登場したシナプスである。電位が終末まで伝わってくると，シナプス小胞の膜が細胞膜に融合し，小胞内の神経伝達物質がシナプス間隙に分泌される。

2. 神経細胞が情報を送る仕組み（伝達）

　神経細胞間の情報伝達は，シナプスという構造を介して行われることは第2章でも述べた。シナプスには電気シナプスと化学シナプスの二種類があり，伝達に利用されるのは化学シナプスである。放出された神経伝達物質が細胞膜の受容体に結合することで，神経系の情報は伝達される。繰り返すが，神経伝達物質は数十種類あり，各神経伝達物質には，それぞれ数種類の受容体がある。第2章で述べたように，神経伝達物質は，アミノ酸，アミン，ペプチドに大別でき，アミノ酸の神経伝達物質には，グルタミン酸とγ-アミノ酪酸（GABA）などがある。グルタミン

酸は神経細胞の活動を活発にする興奮性の情報を伝え，GABA は神経細胞の活動を抑える抑制性の情報を伝える。アミンの神経伝達物質には，アセチルコリン，ドーパミン，ノルアドレナリン（ノルエピネフリン），セロトニンなどがある。そして，神経ペプチドには，ソマトスタチン，コレシストキニン，エンケファリン，バソプレッシン（バゾプレッシン），オキシトシン，オレキシンなどがある。

3. 中枢神経系の構造と脳の機能局在

伝導，伝達は神経細胞というミクロの視点での情報伝達である。次

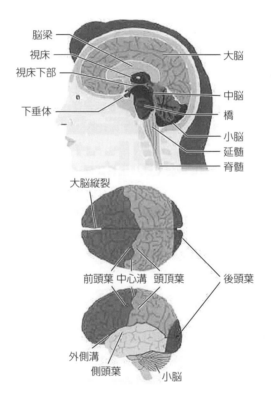

出典：J.P.J. ピネル（著）・佐藤敬・泉井亮・若林孝一・飛鳥井望（翻訳）（2005）ピネル バイオサイコロジー——脳 心と行動の神経科学．西村書店から作成．

図3-2　脳の構造

は，神経系のつながりをもう少し大きい視野で見てみたい。神経系は，大きく中枢神経系と末梢神経系に分けることができる。このうち，中枢神経系は脳と脊髄から構成されている。脳は上から大脳，視床や視床下部がある間脳，そして，脳幹と呼ばれる中脳，橋，延髄へと続き，脳幹背側部を小脳が覆う構造となっている（図3-2）。各部位の特徴や働きを以下に示す。

● 大脳
・ヒトの大脳は大脳皮質，特に新皮質と呼ばれる構造体で覆われている。
・大脳皮質は層構造を持ち，層を貫く直径約 0.5mm のカラム状機能単位から構成される。カラム（column）とは柱，円柱を意味する。
・脳は各層で機能が異なるというわけではなく，ある特定の場所を

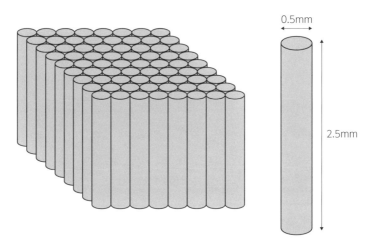

図は大脳皮質のカラム構造を模式的に示したものである。1つのカラムは大脳の表面に沿った方向で 0.5mm 程度の広がりを持ち，大脳皮質の厚み全体（2.5mm 程度）を貫く。これらが集まって脳の領野は形成されている。

イラスト：TAKE design（坂口武久）
出典：髙瀬堅吉（2020）心理職のための身につけておきたい生物学の基礎知識．誠信書房．

図 3-3　脳のカラム状機能単位

円柱状の一本のつくりと考えて，1つのカラムは同一の機能を備えることが過去の研究から明らかにされている（図3-3）。

・大脳皮質はヒダ状に折れ曲がって面積を確保し，複雑な処理を可能にしている。このようにしてできたしわを溝，溝と溝の間の盛り上がりを回と呼ぶ。

・大脳皮質を正中で左右の大脳半球に分ける溝を大脳縦裂，側頭の後方上部から前方下方に走る溝を外側溝（シルビウス溝），頭頂から左右に走る溝を中心溝と呼ぶ。これらの大きな溝を目安に大脳皮質は，前頭葉，頭頂葉，側頭葉，後頭葉の4つの部分に分けられる（図3-2）。

・大脳皮質下には大脳辺縁系や大脳基底核がある（図3-4）。

● 大脳辺縁系

・海馬，扁桃体，帯状回，脳弓，中隔，乳頭体などからなる。

・いずれも大脳皮質全体から見ると中心部から外れた辺縁に当たる

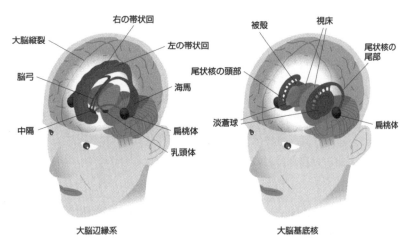

出典：J.P.J.ピネル（著）・佐藤敬・泉井亮・若林孝一・飛鳥井望（翻訳）（2005）ピネル バイオサイコロジー——脳 心と行動の神経科学. 西村書店から作成.

図3-4　大脳辺縁系と大脳基底核

領域であるため，この名称がつけられた。

・大脳辺縁系は情動の表出，意欲，そして記憶や，後述する自律神経活動に関与している。

● 大脳基底核

・大脳新皮質からの出力を受け，視床や脳幹を中継する細胞が集まる領域である。

・運動調節，認知機能，感情，動機づけや学習などの様々な機能を担っている。

・一般に線条体（尾状核，被殻），淡蒼球を含む領域を大脳基底核と呼ぶ。

● 間脳

・視床，視床下部を指し，視床は視覚，聴覚，体性感覚を中継して大脳新皮質に情報を送る。

・視床下部は体液情報をモニターして，自律神経系や後述する内分泌系を統括する。

・食欲や性欲などさまざまな本能行動を制御している。

● 脳幹（中脳・橋・延髄）

・中脳は視覚系の中継核である上丘，聴覚系の中継核である下丘を含む部位である。

・下部にある橋は神経細胞の集まりである起始核を多く含む。

・脳の最後部である延髄は，嘔吐・嚥下，唾液分泌，呼吸制御などを制御していて，生命維持に最も重要な機能を担っている。延髄の担う機能を植物機能と呼び，延髄以外の機能が失われた状態を

植物状態と呼ぶ。

・中脳，橋，延髄を合わせて脳幹と呼ぶ。

● 小脳

・脳幹背側部にある小脳は，大脳皮質と同様に層構造を持つ小脳皮質からなる。

・運動や姿勢の調節，さらに最近では高次脳機能にもかかわることが示唆されている。

● 脊髄

・知覚，運動を担う体性神経が出ている。

・運動反射などを制御している。

　人間は感覚器官を通じて環境からさまざまな情報を得ているが，それぞれの情報は，前述の視床を介して大脳新皮質の異なる領域に入力されて処理される。これを脳の機能局在と呼ぶ。視床からの感覚情報を直接受ける領域は一次感覚野と呼ばれ，体性感覚（触覚）の一次感覚野は中心溝のすぐ後ろの中心後回と呼ばれる場所にある。この領域を体性感覚野と呼ぶ（図3-5）。

　視覚の場合，網膜に投影された光刺激が，網膜上に並ぶ錐体と桿体（杆体）と呼ばれる視細胞で検知され，その情報が視神経に伝えられて脳に送られる（図3-6）。外界の情報は，水晶体のレンズ機能により右視野はそれぞれの眼球の左網膜上に，左視野は右網膜上に投影され，その情報は視床の外側膝状体に送られる。ごくわずかな信号が上丘へと伝えられ，左右の眼球からの情報は最終的には大脳皮質に到達し，大脳皮質において一つの表象に統合される。この領域を一次視覚野（有線野）と呼

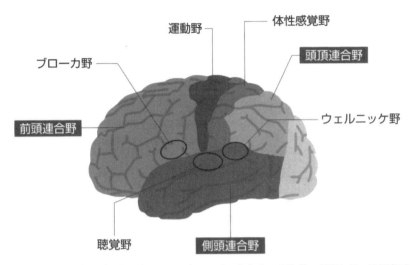

出典：髙瀬堅吉（2020）心理職のための身につけておきたい生物学の基礎知識．誠信書房．

図 3−5　脳の機能局在

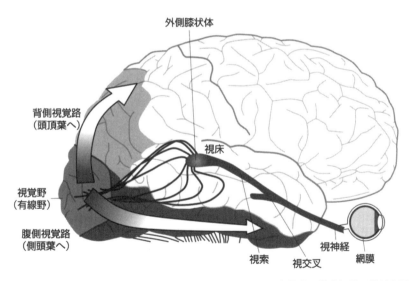

出典：髙瀬堅吉（2020）心理職のための身につけておきたい生物学の基礎知識．誠信書房．

図 3−6　視覚の神経機構

図 3−5，3−6　イラスト：TAKE design（坂口武久）

ぶ。視覚野に送られた情報は，背側視覚路，腹側視覚路を通じて，それぞれ頭頂葉，側頭葉へと送られる。

　聴覚の場合，感覚器官は内耳の蝸牛であり，音波による振動は高音ほど蝸牛管の手前側，低音ほど奥の有毛細胞を興奮させる。これらの信号は視床の内側膝状体（ないそく）を介してシルビウス溝下回に入力され，この領域を一次聴覚野と呼ぶ（図3−5）。

　これまで述べた一次感覚野は左右どちらにも存在したが，言語に関わる脳部位は様子が異なる。19世紀後半にピエール・P・ブローカ（Pierre P. Broca）は，左の大脳半球の前頭葉前野の下側部の領域が言語産出の中心であると主張した。現在では，これはブローカ野と呼ばれている（図3−5）。一方，1874年にカール・ウェルニッケ（Carl Wernicke）は，左側頭葉一次聴覚野の後側に言語理解の領域があると主張した。これはウェルニッケ野と呼ばれている（図3−5）。大脳皮質にある，これらの言語野は左半球に局在していることから，しだいに左右大脳半球の機能差が注目されるようになった。

　左右の大脳半球は，大脳縦裂底部にある脳梁でお互い連絡し合っている。1953年，ロナルド・メイヤーズ（Ronald Meyers）とロジャー・スペリー（Roger Sperry）は，ネコの脳梁を切断して視覚弁別学習を行い，脳梁が一方の半球からもう一方の半球へ学習した情報を伝達する機能があることを示した。さらにスペリーと，その同僚のマイケル・S・ガザニガ（Michael S. Gazzaniga）は，難治性てんかんの治療のために脳梁を切断された（分離脳）患者を調査し，脳機能の左右差を発見した。

4.　自律神経系の構造と働き

　神経系が中枢神経系と末梢神経系に分けられることは既に述べた。末梢神経系は，さらに体性神経系と自律神経系に分類される。体性神経系

は知覚や運動を担うが，自律神経系は内分泌腺および心臓，血管，胃や腸などを構成する平滑筋を制御し，その活動の多くが消化や循環のように自律的あるいは自己制御的である。眠っていても意識がなくてもこの神経系は活動し続けるため，自律神経系という名称がつけられた。自律神経系は交感神経と副交感神経に分類される。交感神経は脊髄の胸髄と

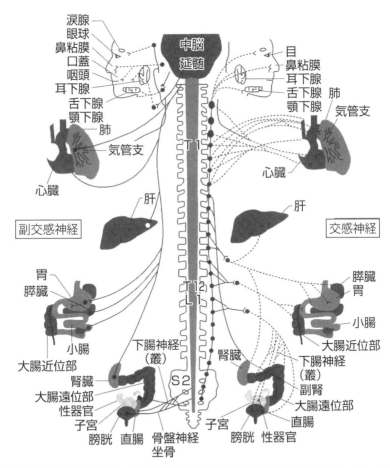

出典：日本心理学諸学会連合　心理学検定局（編集）（2015）心理学検定　基本キーワード［改訂版］．実務教育出版．

図3-7　自律神経系

腰髄から出ており，脊髄を出た直後に神経節に接続する。副交感神経は脳幹の中脳・延髄と脊髄の最下部である仙髄から出ており，神経支配する部位の近傍で神経節に接続する（図3-7）。

　交感神経と副交感神経の特徴に拮抗支配がある。拮抗支配とは，交感神経が促進するものを副交感神経は抑制し，反対に，交感神経が抑制するものを副交感神経が促進することである。例えば，交感神経は瞳孔を拡大させ，唾液分泌を抑制し，心拍数を上昇させるが，副交感神経はそれとは対照的に作用する。また，交感神経は神経支配する内臓器官に対してノルアドレナリンやアドレナリンを分泌するが，副交感神経はアセチルコリンを分泌する。さらに，交感神経は緊急事態に際して活動的に働いてエネルギー消費を促進するのに対して，副交感神経は消化機能を促進してエネルギーを貯蔵するよう促す。怒りや恐怖反応などに伴う強い情動反応を示す際には交感神経の活動が支配的となり，心拍数を増大させ，筋への血流を多くして筋の活動に要する多量のエネルギーが供給される。また，交感神経の活動によって副腎髄質が刺激され，副腎髄質ホルモンであるアドレナリンが分泌される。

　アドレナリンは肝臓に蓄えられたエネルギーを血液中に放出し，脅威的な状況に立ち向かうか，それともその状況から逃げ去るかという闘争－逃走反応（fight-or-flight response）と呼ばれる身体的状態を生み出し，その状態の時に消費されるエネルギー源を確保する。

5. 内分泌系

　分泌には外分泌と内分泌の二種類がある。外分泌は分泌物を，導管を介して皮膚の外や消化管の中に分泌することであり，汗，母乳，消化液などが，これにあたる。一方，内分泌は分泌物を，導管を介さずに分泌腺（分泌細胞）から放出する。この時，細胞が産生し，血中に放出して

遠隔の細胞に信号を送る物質をホルモンと呼ぶ。そして，ホルモンを介した情報伝達システムを内分泌系と呼ぶ。

　ホルモンを産生する細胞を持つ器官を内分泌腺，ホルモン受容体を持つ器官を標的器官と呼び，脳の視床下部には，ホルモンを産生する神経細胞（神経内分泌細胞）が分布している。これらの神経内分泌細胞は，以下の二種類の様式で下垂体からのホルモン分泌にかかわる。

- 下垂体前葉に対して，そのすぐ上流の血管である下垂体門脈に下垂体からのホルモン分泌を促進するホルモン（放出ホルモン）を分泌する様式
- 視床下部の神経内分泌細胞が直接，その軸索を下垂体後葉に伸ばし，そこから下垂体後葉ホルモンを分泌する様式

　前者の様式には，成長ホルモン放出ホルモン，副腎皮質刺激ホルモン放出ホルモン，性腺刺激ホルモン放出ホルモン，甲状腺刺激ホルモン放出ホルモンなどが含まれ，それぞれ，下垂体前葉からの成長ホルモン，副腎皮質刺激ホルモン，性腺刺激ホルモン（ゴナドトロピン），甲状腺刺激ホルモンおよびプロラクチンの分泌を促進する。

　後者の様式には，バソプレッシンとオキシトシンと呼ばれるホルモンが該当する（図 3-8）。

　下垂体前葉ホルモンのうち，副腎皮質刺激ホルモン，ゴナドトロピン，甲状腺刺激ホルモンは，それぞれ副腎皮質から副腎皮質ホルモン（糖質コルチコイド）を，性腺から性ホルモン（卵巣からエストロゲン，精巣からアンドロゲン）を，甲状腺から甲状腺ホルモンの分泌を促す刺激ホルモンである。そして，副腎皮質，性腺，甲状腺から分泌されたホルモンは，今度は逆に，視床下部や下垂体に作用し，これらの部位からのホルモン分泌を抑制する。これはネガティブ・フィードバックと呼ば

れ，この分泌調節系を，それぞれ視床下部−下垂体−副腎（HPA）軸，視床下部−下垂体−生殖腺（HPG）軸，視床下部−下垂体−甲状腺（HPT）軸と呼ぶ。

　ホルモンは神経伝達物質と同様に化学構造によって，次の3種類に分類できる。

- ●ペプチドホルモン
- ●ステロイドホルモン
- ●アミノ酸誘導体ホルモン

また，これらのホルモンは，それぞれ分泌調節機構があり，それも以下の3つの様式がある。

　①　物質の血中濃度変化による調節
　②　神経系による調節
　③　視床下部−下垂体前葉系による調節

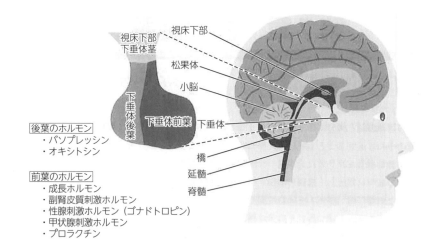

出典：東京大学医学部附属病院腎臓・内分泌内科 HP を著者一部改変（http://www.todai-jinnai.com/patient/endocrinology/endocrinology01）

図3-8　視床下部−下垂体系とホルモン

　①の調節系では，例えば，血糖値の上昇による膵臓からのインスリン分泌の促進，カルシウム濃度の変化による甲状腺からのカルシトニン分泌の変化などが例として挙げられる。②の調節系では，視床下部から分泌されるホルモンや下垂体後葉から分泌されるホルモン，さらに副腎髄質から分泌されるホルモンなどが例として挙げられる。③の調節系には，前述のネガティブ・フィードバックに加え，ポジティブ・フィード

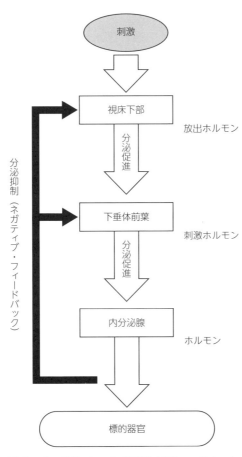

出典：片野由美・内田勝雄（2015）新訂版 図解ワンポイント 生理学．医学芸術社．

図3-9　視床下部―下垂体前葉系によるホルモンの分泌調節

62

バックがある（図3-9）。

　ネガティブ・フィードバックは，前述の通り，あるホルモンが過剰になると，そのホルモンが視床下部あるいは下垂体前葉に作用し，放出ホルモンあるいは刺激ホルモンの分泌を抑制することである。内分泌の調節では，このシステムが一般的であるが，エストロゲンによる黄体形成ホルモンの大量分泌は例外で，エストロゲンは視床下部あるいは下垂体前葉に作用し，放出ホルモンあるいは刺激ホルモンの分泌を促進するポジティブ・フィードバックによる調節を行うことがある。

　ホルモンは血管を通じて全身にいきわたる。そのため，広く作用することが考えられるが，標的細胞の受容体の数や活性の変化が身体の各部位ごとに異なり，それによって標的器官が決められている。このような，受容体数またはホルモンと受容体の結合の強さ（結合親和性）の低下による調節をダウンレギュレーション，上昇による調節をアップレギュレーションと呼ぶ。

　それでは，内分泌系の概要を紹介したところで，次に各内分泌器官のつくりと働きを見ていきたい。

6. 視床下部・下垂体

　視床下部は間脳の下部に位置し，その視床下部から下垂体が突き出ている。視床下部は神経系と内分泌系を統合する自律神経系の高次中枢である。また，下垂体を制御してホルモンの分泌を調節することから内分泌調節の中枢でもある。視床下部の神経内分泌細胞は，下垂体門脈と呼ばれる血管にホルモンを放出する（図3-10）。そして，ホルモンは血管を通じて下垂体前葉に届き，下垂体前葉から放出されるホルモンの合成，分泌を調節する。

　下垂体は，前葉，中葉，後葉という三つの区分からなり，解剖学的に

は，前葉，中葉は腺性下垂体，後葉は神経性下垂体と呼ばれている。これらは発生学的に起源が異なるため，前葉と後葉とでは，視床下部から受ける調節も異なる。前葉では，先ほど紹介したように，視床下部でつくられたホルモンが下垂体門脈にのり，それを通じて調節を行う。一方，後葉では，視床下部の神経内分泌細胞で合成されたホルモンが，軸索を通じて後葉まで運ばれて分泌される（図3-10）。

　下垂体から分泌されるホルモンを以下で詳しく紹介する。

● 成長ホルモン
　・191個のアミノ酸からつくられるホルモンである。
　・成長ホルモンの作用には，標的器官に直接働く場合と間接的に働く場合がある。
　・直接的に働く場合には成長に必要なタンパク質の合成促進や，代謝作用としての脂肪の分解促進，さらに血糖上昇を起こす。

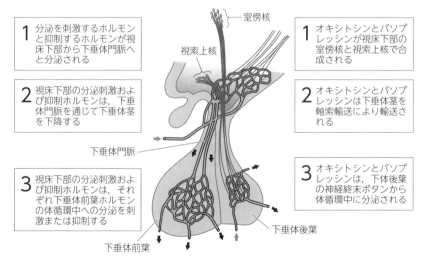

1　分泌を刺激するホルモンと抑制するホルモンが視床下部から下垂体門脈へと分泌される

2　視床下部の分泌刺激および抑制ホルモンは，下垂体門脈を通じて下垂体茎を下降する

3　視床下部の分泌刺激および抑制ホルモンは，それぞれ下垂体前葉ホルモンの体循環中への分泌を刺激または抑制する

室傍核

視索上核

下垂体門脈

下垂体前葉

下垂体後葉

1　オキシトシンとバソプレッシンが視床下部の室傍核と視索上核で合成される

2　オキシトシンとバソプレッシンは下垂体茎を軸索輸送により輸送される

3　オキシトシンとバソプレッシンは，下体後葉の神経終末ボタンから体循環中に分泌される

出典：J.P.J. ピネル（著）・佐藤敬・泉井亮・若林孝一・飛鳥井望（翻訳）（2005）ピネル　バイオサイコロジー——脳　心と行動の神経科学．西村書店から作成．

図3-10　視床下部から下垂体への情報伝達

64

・間接的に働く場合には，成長ホルモンが肝臓などに働きかけて，インスリン様成長因子-1（IGF-1）を分泌させ，それが標的器官に作用して骨端軟骨と骨格の成長を促す。
・視床下部から分泌される成長ホルモン放出ホルモンの作用を受けて，成長ホルモン産生細胞から分泌される。
・視床下部から分泌されるソマトスタチンの働きや，自らのネガティブ・フィードバックによって分泌が抑制される。
・成長ホルモンの分泌が小児期に不足すると，成長ホルモン分泌不全性低身長症を起こす。
・分泌が過剰になると，骨の成長が完成前の場合は巨人症を引き起こし，完成後だと末端肥大症を引き起こす。
・生理的な分泌促進因子としては，睡眠，低血糖，遊離脂肪酸*1)の低下，運動，ストレスなどがある。

● プロラクチン
・199 個のアミノ酸からつくられていて，前述の成長ホルモンと構造が似ている。
・ヒトの場合，遺伝子は 6 番染色体に位置している。
・生殖に関する作用として乳腺の分化，発達があり，乳管の枝分かれの構造を発達させる。
・妊娠期には乳汁分泌を行う乳腺の構成単位である乳腺葉を発達させる。
・乳汁合成にも関わり，特定のアミノ酸の取り込みを促し，カゼインやラクトアルブミンなどのタンパク質合成を促進する。さらに，グルコースの取り込みを促進し，ラクトースの合成を促す。
・乳汁の分泌にも関わり，乳首を吸うなどの搾乳刺激に応じて乳汁

*1) 脂肪酸は脂質の主成分であり，血液中に放出され，エネルギー源として活用されるものを遊離脂肪酸と呼ぶ。

を分泌するように働く。
・妊娠の維持にも関わっている。
・哺乳類において巣作りや授乳などの母性行動に影響を与えると考えられており，赤ちゃんに対する母性行動の誘導，赤ちゃん以外の存在に対する敵対的行動の誘発，攻撃性の亢進に関わっているとも言われている。

● 甲状腺刺激ホルモン
・92 個のアミノ酸からつくられ，遺伝子は 6 番染色体に位置する。
・甲状腺刺激ホルモンは視床下部から分泌される甲状腺刺激ホルモン放出ホルモンや寒冷刺激によって分泌が促される。
・甲状腺ホルモン自体のネガティブ・フィードバックによって分泌が抑制される。
・フィードバックは視床下部にも働き，甲状腺刺激ホルモン放出ホルモンの分泌も抑制する。

● 副腎皮質刺激ホルモン（ACTH）
・ストレス応答に関わる視床下部−下垂体−副腎軸（HPA）を担う重要なホルモンである。
・39 個のアミノ酸からつくられ，ACTH の 1 から 13 番目までのアミノ酸までは切断されて α −メラニン刺激ホルモン（α-MSH）となる。
・ACTH は，視床下部からの副腎皮質刺激ホルモン放出ホルモン（CRH）により分泌を刺激される。
・副腎皮質に作用し，糖質コルチコイドなどの副腎皮質ホルモンの分泌を促進する。

・CRH と ACTH は，糖質コルチコイドによるネガティブ・フィードバックを通じて分泌が抑制される。

● ゴナドトロピン
・性腺刺激ホルモンとも呼ばれ，下垂体前葉以外に胎盤からも分泌される。
・下垂体前葉のゴナドトロピンには，黄体形成ホルモン（LH）と卵胞刺激ホルモン（FSH）がある。
・下垂体前葉のゴナドトロピンの標的器官は精巣および卵巣で，性ホルモンの産生を刺激する。
・胎盤でつくられるゴナドトロピンにはヒト絨毛性ゴナドトロピン（hCG）があり，これは妊娠の維持に重要な役割を果たす。
・LH は精巣のライディッヒ細胞に作用してアンドロゲンの産生を促す。
・卵巣の顆粒膜細胞では LH に反応してエストロゲンやプロゲステロンが産生される。
・女性では月経周期の途中の LH の急激な分泌増加（LH サージ）が排卵の開始を誘起する。
・LH は，排卵後の卵胞がプロゲステロンを分泌する黄体になることにも関与する。
・LH の水準は通常，子供の頃には低く，女性では閉経後に高くなることが知られている。
・FSH は生殖細胞の成熟を刺激する。
・FSH は精巣のセルトリ細胞のアンドロゲン結合タンパク質の産生を増幅し，精子形成に重要な役割を果たす。
・FSH はエストロゲンの産生を刺激し，さらに卵巣内で未成熟の

卵胞の成長を刺激し，成熟させる。
・成長した卵胞はインヒビンを分泌し，FSH の産生を遮断する。
・LH も FSH も視床下部から分泌される性腺刺激ホルモン放出ホルモン（GnRH）によって分泌が促される。
・LH も FSH も精巣から分泌されるアンドロゲン，卵巣から分泌されるエストロゲンによるネガティブ・フィードバックを通じて分泌調節がなされる。

● オキシトシン
・平滑筋の収縮に関与し，分娩時に子宮を収縮させる作用を持つ。
・乳腺の筋線維を収縮させて乳汁分泌を促す。
・分泌を促す機械的な刺激として，分娩中の子宮頸部および子宮の伸長，乳首への刺激がある。

● バソプレッシン
・腎臓での水の再吸収を増加させることによって利尿を妨げる。
・血管を収縮させて血圧を上げる効果がある。
・バソプレッシンの抗利尿作用は体液の喪失を防ぐことになり，脱水やショックなどの循環血漿量が減少した時に体液を保持する目的がある。
・口渇感などを引き起こし，飲水行動の惹起にもかかわっている。

7. 甲状腺・副甲状腺

　成人の甲状腺は，約 20g で前頸部に位置し，左右の葉とそれらをつなぐ峡部からつくられている（**図3-11**）。甲状腺は多数の濾胞の集まりで，濾胞は胞腔と濾胞上皮細胞からつくられている（**図3-12**）。濾胞の

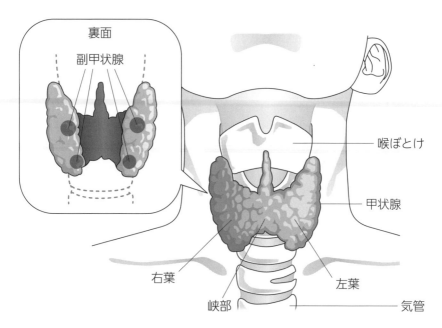

図 3 - 11　甲状腺と副甲状腺

内部はコロイドと呼ばれる液体で満たされていて，その液体の大部分は
チログロブリンと呼ばれる糖タンパク質*2)からできている。甲状腺は，
甲状腺ホルモンとカルシトニンと呼ばれる二種類のホルモンを分泌す
る。副甲状腺は上皮小体とも呼ばれ，甲状腺の背側に左右2つずつあ
り，パラトルモンと呼ばれるホルモンを分泌する。

● 甲状腺ホルモン
・トリヨードチロニン（T3）とチロキシン（T4）がある（図 3 - 13）。
・甲状腺ホルモンは細胞内に入り，核内にある甲状腺ホルモン受容
体に結合する。
・甲状腺ホルモンと受容体の複合体は DNA に結合して遺伝子の転

---

*2)　タンパク質を合成するアミノ酸の一部に，鎖状につながった糖が結合したもの。

写を調節することで，生理作用を発揮する。

・甲状腺ホルモンの生理作用には，成長に及ぼす作用，熱産生作用，代謝に対する作用，心臓に対する作用がある。

・成長に及ぼす作用としては，骨の成長を促す。

・熱産生作用については，脳を除くほとんどの組織で酸素消費量を

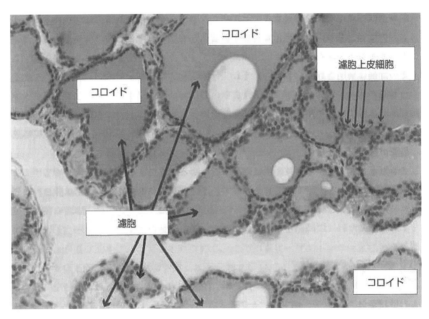

出典：筑波大学医学医療系 HP（http://www.md.tsukuba.ac.jp/basic-med/anatomy/shiga-group/Anatomy/g_10.jpg）

図3-12　甲状腺の濾胞

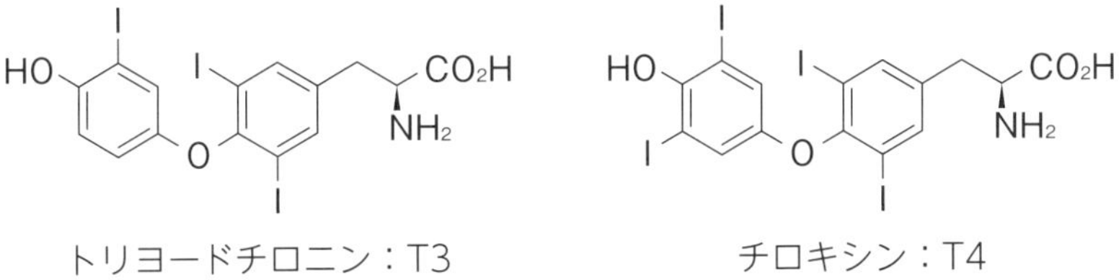

トリヨードチロニン：T3　　　　チロキシン：T4

図3-13　甲状腺ホルモンの構造

増加させ，熱産生を促して基礎代謝を亢進する。

・代謝に関する作用としては，糖の代謝において肝グリコーゲンの分解，糖新生，そして，腸管からの糖の吸収を促進し，血糖値の上昇を引き起こす。糖新生とは，アミノ酸などを材料として解糖系の逆反応によりグルコースを合成する過程を指す。

・甲状腺ホルモンの代謝に対するほかの作用として，タンパク質の合成と分解の両方を刺激し，脂質については脂肪分解を促進して，コレステロール*3)の血中濃度を低下させる。

・心臓に対する作用として，心筋のアドレナリンによる収縮力の増強と心拍数の増加を引き起こす。

・分泌調節は視床下部からの甲状腺刺激ホルモン放出ホルモン，そして下垂体前葉からの甲状腺刺激ホルモンによって促進される。

・分泌された甲状腺ホルモンは，ネガティブ・フィードバックを通じて甲状腺刺激ホルモン放出ホルモン，甲状腺刺激ホルモンの分泌を抑制する。

・甲状腺ホルモンの分泌は，寒冷刺激などでも促進される。

● カルシトニン

・甲状腺の傍濾胞細胞から分泌される。

・32 のアミノ酸残基を有するペプチドホルモンである。

・ヒトでは傍濾胞細胞以外でも産生されることがわかっている。

・カルシトニンは骨に存在するカルシトニン受容体に作用して，骨からのカルシウムの放出を抑制する。

・骨へのカルシウムとリン酸の沈着を促進する働きを持っている。

・尿中へのカルシウムとリン酸の排泄を促進する作用も持ち，長期的には，骨をつくる働きを促進する。

---

*3) 脂質のひとつで，細胞膜やホルモンなどの材料となる。

・カルシトニンの分泌調節は，血中のカルシウム濃度によって行われる。

・カルシウム濃度が上昇すると分泌が促進され，カルシウム濃度が低下すると分泌は抑制される。

● パラトルモン
・84個のアミノ酸から構成されるポリペプチドホルモンである。

・パラトルモンは，血液のカルシウムの濃度を増加させる作用を持つ。

・甲状腺から分泌されるカルシトニンがカルシウムを減少させる作用を持つため，両者は拮抗する働きを持つ。

・パラトルモンの受容体は骨，腸，腎臓の3箇所の臓器に発現が見られるので，これらの臓器を通じてカルシウム濃度の増加を引き起こすと考えられている。

・分泌調節は血液中のカルシウム濃度に依存する。カルシウム濃度が増加すると，副甲状腺の細胞上にあるカルシウム受容体が反応し，パラトルモンの分泌を抑制する。

8. 副腎

　副腎は左右の腎臓上部にある三角錐状の器官である（図3-14）。副腎は皮質と髄質に分かれ，これらは発生学的にも由来が異なり，さらに機能も異なる。副腎皮質は外側から球状層，束状層，網状層の三層から構成されている。それぞれの層から分泌されるホルモンは，コルチコイドまたはコルチコステロイドと総称され，コレステロールからつくられている（図3-15）。

● 電解質コルチコイド

・副腎皮質の球状層から分泌される。

・電解質の代謝に関わる。電解質コルチコイドは複数種類あるが，
アルドステロンが最も強い作用を示す。

・アルドステロンは，腎臓においてナトリウムイオン（Na^+）の再
吸収を促進し，カリウムイオン（K^+）の排泄を促進する。ナトリ
ウムイオンが再吸収されると，同時に水も再吸収されて体液量が
増加する。

・視床下部から分泌される副腎皮質刺激ホルモン放出ホルモン，下垂

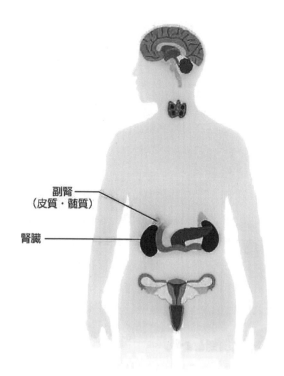

副腎
（皮質・髄質）

腎臓

イラスト：TAKE design（坂口武久）

出典：髙瀬堅吉（2020）心理職のための身につけておきたい生物学の基礎知識．誠信書房．

図 3-14　副腎

　　体前葉から分泌される副腎皮質刺激ホルモンによる調節を受ける。
・血圧や電解質濃度などの体液の変化による調節系のほうがより
　強く働き，特にレニン－アンジオテンシン－アルドステロン系
　（renin-angiotensin-aldosterone system，RAAS）は主要な役割を
　担う（図 3 − 16）。

● 糖質コルチコイド
・束状層から分泌される。
・コルチゾルの分泌が最も多く，そのほかにコルチコステロン，コ
　ルチゾンが少量分泌される。
・糖質，タンパク質，脂質，電解質などの代謝や免疫反応，ストレ
　ス応答の制御に関わるなど，生体の恒常性の維持に重要な役割を
　果たしている。
・下垂体前葉から分泌される副腎皮質刺激ホルモンによって分泌が

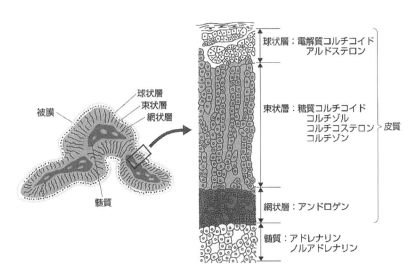

出典：渡辺皓（2003）解剖学―人体の構造と機能　図解ワンポイント・シリーズ 1. 医学芸
術社.

図 3 − 15　副腎の層構造と分泌されるホルモン

74

調節される。

・糖質コルチコイドの受容体は核内にあり，ホルモンが結合すると
　受容体は DNA に結合して遺伝子の転写を制御し，これによって
　作用する。

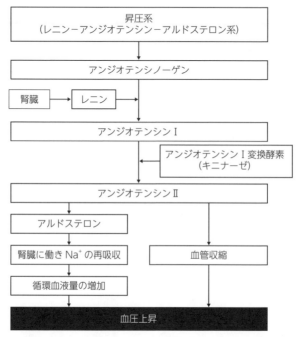

RAAS では，腎臓の血流量が減少して血圧が低下すると，腎臓からタンパク
質分解酵素であるレニンが分泌される。分泌されたレニンは，血液中にある
アンジオテンシノーゲンに作用してアンジオテンシン I を生じ，アンジオテン
シン I はさらにアンジオテンシン I 変換酵素（キニナーゼ）の働きによって
アンジオテンシン II に変わる。アンジオテンシン II は血管収縮作用を持ち，
全身の細動脈を収縮させて血圧を上昇させる。さらに，アンジオテンシン II
は副腎皮質の球状層に作用し，先ほど紹介したアルドステロンの分泌を促し
て，体液量増加，血圧上昇をもたらす。

参考：バイエル薬品株式会社の HP（https://www.adalat.jp/ja/home/pharmacist/basic/01/
t07.php）

図 3-16　レニン-アンジオテンシン-アルドステロン系

・副腎皮質ホルモンの分泌異常としては，過剰分泌によるクッシング症候群と，分泌低下によるアジソン症がある。

- ●アドレナリン・ノルアドレナリン
  ・副腎髄質から分泌される。
  ・生理作用は交感神経の機能と本質的には同じで，各組織に働いて，エネルギー代謝，循環器系，血管抵抗性[*4]などを調節する。
  ・アドレナリンは肝臓や骨格筋でグリコーゲンの分解を促進し，血糖上昇を促す。また，心拍出量を増加させて心臓の機能を亢進させ，末梢の血管抵抗性を減少させる。
  ・ノルアドレナリンの血糖上昇作用は弱く，心拍出量を減少させ，末梢の血管抵抗性を増加させて血圧を上昇させる。

9.　膵臓

　膵臓は消化管に付属する腺で，膵液を分泌する外分泌腺の組織と，ホルモンを分泌する内分泌腺の組織からつくられている。内分泌腺の組織は，ランゲルハンス島と呼ばれる100万〜200万個の細胞群から構成されており，ヒトでは膵臓全体の約1〜2%を占め，少なくとも四種類のペプチドホルモンを分泌している（**図3−17**）。それらは，インスリン，グルカゴン，ソマトスタチン，膵ポリペプチドの4つで，インスリンはβ細胞（B細胞），グルカゴンはα細胞（A細胞），ソマトスタチンはδ細胞（D細胞），膵ポリペプチドはPP細胞が，それぞれ分泌する。β細胞はランゲルハンス島の70〜75%を占め，次いでα細胞が20〜25%，δ細胞とPP細胞が少数認められる。

- ●インスリン
  ・21個のアミノ酸からつくられているA鎖と，30個のアミノ酸か

---

*4)　血液の流れへの抵抗。

らつくられている B 鎖がジスルフィド結合（硫黄が -S-S- のように結合した構造）を介してつながっているホルモンである。
・血糖値を抑制する作用を持つ。
・グリコーゲンや脂肪などの各種貯蔵物質の新生も促進する。
・腎臓におけるナトリウムの再吸収促進作用もある。

● グルカゴン
・29 個のアミノ酸からつくられているペプチドホルモンである。
・炭水化物の代謝に重要な機能を持っている。
・インスリンと同様に，血糖値を一定に保つ作用をするホルモンであるが，その働きはインスリンとは異なる。
・グルカゴンは，血糖値が下がって糖を必要とするようになった時に肝臓に作用して，グリコーゲンの分解を促進し，血糖値を上昇させる。
・グルカゴンの分泌は低血糖により促進され，高血糖により抑制さ

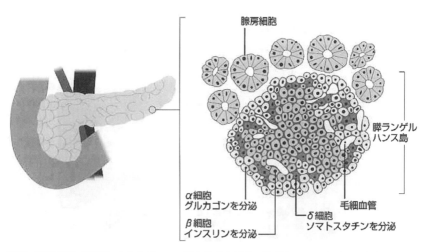

出典：東田俊彦（2016）アイメディスン第 3 巻「内分泌・代謝」. P17. リブロ・サイエンス.

図 3 - 17　膵臓のランゲルハンス島

れる。

- ● ソマトスタチン
  - ・内分泌系をコントロールするだけではなく，神経伝達や細胞増殖
    にも影響を与え，さらには多くの二次ホルモン（インスリン，グ
    ルカゴンなど）の分泌を抑制する。
  - ・コレシストキニンなどによって分泌が促進されることがわかって
    いる。

10. 精巣

　精巣からはアンドロゲンが分泌される。精巣は，男性の股間の陰嚢の
内部にある卵形をした臓器で左右に1つずつあり，睾丸とも呼ばれてい
る（図3-18）。精巣には，アンドロゲンを分泌する役割と精子を造る役
割があり，これは，それぞれ別の細胞によって行われている。アンドロ

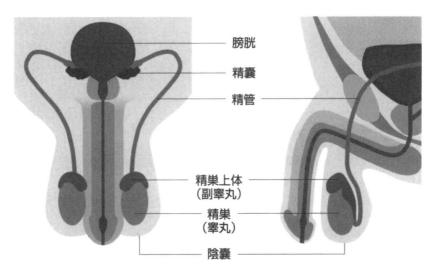

膀胱

精嚢

精管

精巣上体
（副睾丸）

精巣
（睾丸）

陰嚢

イラスト：TAKE design（坂口武久）

出典：髙瀬堅吉（2020）心理職のための身につけておきたい生物学の基礎知識. 誠信書房.

図3-18　男性生殖器

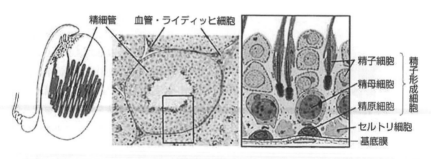

出典：京都大学ニュースリリース（http://www.seibutsushi.net/blog/2008/10/591.html）

図3-19　精巣の精細管内のライディッヒ細胞と精子形成細胞

ゲンを産生するのがライディヒ細胞，精子を造るのが精原細胞から始まる精子形成細胞である（図3-19）。

- ●アンドロゲン
  - ・テストステロン，ジヒドロテストステロン，デヒドロエピアンドロステロンの総称である。
  - ・男性器の形成と発達，変声，体毛の増加，筋肉増強，性欲の亢進，男性型脱毛症に関わることがわかっている。
  - ・性腺刺激ホルモン放出ホルモン，性腺刺激ホルモンにより分泌調節がなされている。
  - ・血中のアンドロゲン量が増加するとネガティブ・フィードバックを通じて分泌調節が行われる。

11. 卵巣

　卵巣からはエストロゲンが分泌される。卵巣は女性生殖器の一つで，卵子を作り出す器官である（図3-20）。

● エストロゲン

・エストロン，エストラジオール，エストリオールの総称である。

・排卵の制御を行う。

・脂質代謝の制御作用がある。

・乳腺細胞の増殖促進作用がある。

・インスリンと似た作用や血液凝固作用がある。

・アンドロゲンと同様に性腺刺激ホルモン放出ホルモン，性腺刺激
　ホルモンにより分泌が調節されている。

・血中のエストロゲン量が増加すると，ネガティブ・フィードバッ
　クを通じて分泌調節が行われる。

・エストロゲンがある一定の量を越えると，ポジティブ・フィード
　バックに切り替わり，その結果，黄体形成ホルモンの大量分泌
　（サージ状分泌）が引き起こされて，次いでエストロゲンにもサー
　ジ状分泌が起こる。これにより排卵が引き起こされる。

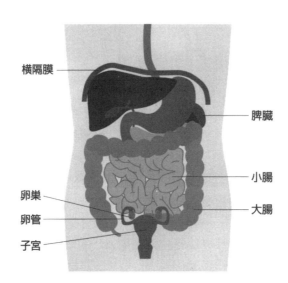

イラスト：TAKE design（坂口武久）

出典：高瀬堅吉（2020）心理職のための身につけておきたい生物学の基礎知識．誠信書房．

図 3 - 20　卵巣の位置

　卵子を包んでいる卵胞は，排卵されると黄体へと変わる。この黄体からは，主にプロゲステロン（ゲスターゲン）が分泌される。

● プロゲステロン
・子宮内膜や子宮筋の働きを調整し，乳腺の発達や妊娠の維持などに関わる。
・体温上昇作用もあり，女性の月経周期の黄体期に基礎体温が高くなる原因となる。
・プロゲステロンには，性腺刺激ホルモン放出ホルモンと黄体形成ホルモンの分泌を抑制する作用があり，この機序によって排卵を抑制する。
・プロゲステロンの作用を利用し，プロゲステロンに少量のエストロゲンを加えた合剤が経口避妊薬（ピル）である。
・プロゲステロンの分泌調節は，黄体形成ホルモンのサージ状分泌から始まる。黄体形成ホルモンのサージ状分泌が起きると，卵胞の顆粒膜細胞でのプロゲステロン産生が増加し，排卵後，卵胞が変化した黄体からプロゲステロンが多量につくられるようになる。
・妊娠が成立すると，プロゲステロンは高値で維持されるが，妊娠が不成立な場合は，プロゲステロンやエストロゲンは減少して，月経に繋がる。

演習問題

【問題】

1. 神経系は，大きく（　　　　）と（　　　　）に分けることができる。このうち，中枢神経系は（　　　　）と（　　　　）から構成される。

2. 大脳皮質は層構造を持ち，層を貫く直径約 0.5mm の（　　　　）から構成される。

3. 大脳皮質は，（　　　　），（　　　　），（　　　　），（　　　　）の 4 つの部分に分けられる。

4. 自律神経系は（　　　　）と（　　　　）に分類される。

5. 脅威的状況に立ち向かうか，それともそこから逃げ去るかという反応を（　　　　）と呼ぶ。

6. ホルモンは化学構造によって，（　　　　），（　　　　），（　　　　）の 3 つに大別できる。

7. 受容体数または結合親和性の低下による調節を（　　　　），上昇による調節を（　　　　）と呼ぶ。

8. 成長ホルモンは，視床下部から分泌される（　　　　）の作用を受けて成長ホルモン産生細胞から分泌される。また，視床下部から分泌される（　　　　）の働きにより分泌が抑制される。

9. （　　　　）は，赤ちゃんに対する母性行動の誘導，赤ちゃん以外の存在に対する敵対的行動の誘発，攻撃性の亢進に関わっている。

10. （　　　　）は平滑筋の収縮に関与し，分娩時に子宮を収縮させる作用を持つ。

11. 甲状腺は，（　　　　）と（　　　　）と呼ばれる二種類のホルモンを分泌する。

82

12. 副腎皮質は外側から（　　　），（　　　），（　　　）の三層から構成されている。

13. インスリンは（　　　）が，グルカゴンは（　　　）が，ソマトスタチンは（　　　）が，膵ポリペプチドは（　　　）が，それぞれ分泌する。

14. （　　　）は，テストステロン，ジヒドロテストステロン，デヒドロエピアンドロステロンの総称である。

15. 黄体からは，主に（　　　）が分泌される。

[解答]
1. 中枢神経系，末梢神経系，脳，脊髄
2. カラム状機能単位
3. 前頭葉，頭頂葉，側頭葉，後頭葉
4. 交感神経，副交感神経
5. 闘争－逃走反応（fight-or-flight response）
6. ペプチドホルモン，ステロイドホルモン，アミノ酸誘導体ホルモン
7. ダウンレギュレーション，アップレギュレーション
8. 成長ホルモン放出ホルモン，ソマトスタチン
9. プロラクチン
10. オキシトシン
11. 甲状腺ホルモン，カルシトニン
12. 球状層，束状層，網状層
13. β細胞（B細胞），α細胞（A細胞），δ細胞（D細胞），PP細胞
14. アンドロゲン
15. プロゲステロン（ゲスターゲン）

引用・参考文献

1. J.P.J. ピネル（著）・佐藤敬・泉井亮・若林孝一・飛鳥井望（翻訳）（2005）ピネル バイオサイコロジー——脳 心と行動の神経科学．西村書店．
2. 髙瀬堅吉（2020）心理職のための身につけておきたい生物学の基礎知識．誠信書房．
3. Myers, R. E., and Sperry, R. W., 1953, Interocular transfer of a visual form discrimination habit in cats after section of the optic chiasm and corpus callosum, Anal. Rec. 115：351-352.
4. 日本心理学諸学会連合 心理学検定局（編集）（2015）心理学検定 基本キーワード［改訂版］．実務教育出版．
5. 片野由美・内田勝雄（2015）新訂版 図解ワンポイント 生理学．サイオ出版．
6. 渡辺皓（2003）解剖学—人体の構造と機能　図解ワンポイント・シリーズ 1．医学芸術社．

さらに詳しく学びたい方のために

近藤保彦・菊水健史・山田一夫・小川園子・富原一哉（編集）（2010）脳とホルモンの行動学—行動神経内分泌学への招待．西村書店．

84

4 | 外界を知覚する仕組み①

《**本章の目標＆ポイント**》　第4章では，私たちが外界を知るための感覚・知覚機能について，その生物学的基礎を学ぶ。①では，視覚をとりあげ，網膜によって受容された外界からの光が，どのような情報処理によって視知覚となるのかについて理解することを目標とする。

《**キーワード**》　眼球，緑内障，瞳孔，網膜，白内障，ロドプシン，受容野，高次視覚，盲視，相貌失認，加齢黄斑変性症

1. 視覚器の構造

　視覚器は眼球とその付属器官から構成されている。**図4-1**に眼球の構造を示す。眼球は直径24mmほどの球形をしており，以下に示す3つの膜から構成されている。

- **外膜**：角膜と強膜から構成される膜
- **中膜**：虹彩，毛様体，脈絡膜から構成される膜
- **内膜**：網膜から構成される膜

また，眼球の内部には透明な角膜，水晶体，硝子体がある。角膜は強膜から続く，眼球の最表面にある組織で，直径が約12mm，厚さが約0.8mmある。角膜には光を屈折して眼内に送る役割がある。眼球は特定の部位が液体で満たされていて，角膜の表面には涙液が，角膜と水晶体の間の前房（前眼房）と虹彩と水晶体の間の後房（後眼房）には房水（眼房水）という液体が存在する。

● 涙液

・涙腺でつくられ，涙道を通って角膜上に分泌された後に，最終的には鼻孔に排出される。

・角膜表面を潤すと同時に角膜への栄養供給，さらには感染防御の役割も担う。

● 房水

・毛様体の表面にある毛様体上皮細胞で血液からつくられる。

・後房に分泌された後に，瞳孔から前房に排出され，最終的に，房水は隅角を通り，シュレム管から眼外に排出される。

・房水の循環によって角膜や水晶体に栄養が供給され，さらに，これが眼の硬さの維持に必要な圧力（眼圧）を一定に保つことによ

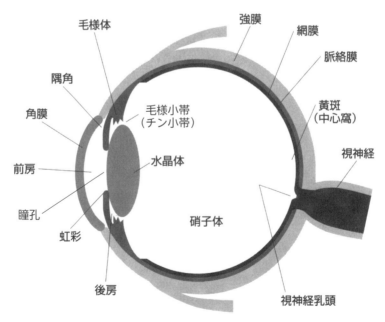

イラスト：TAKE design（坂口武久）

出典：髙瀨堅吉（2020）心理職のための身につけておきたい生物学の基礎知識．誠信書房．

図4-1　眼球の構造

って眼球の形態は維持されている。

　眼圧は眼球の形態を維持するために必要だが，眼圧が高くなって視野が狭くなる病気が緑内障である。緑内障は，眼圧が上昇する原因によっていくつかの種類に分けられる。

- ●正常眼圧緑内障：眼圧が正常範囲の 10 ～ 21mmHg にも関わらず緑内障の症状が出る。緑内障の約 7 割が正常眼圧緑内障で，これは日本人に多いことがわかっている。
- ●原発閉塞隅角緑内障：隅角が狭くなってふさがり，房水の流れが妨げられて眼圧が上昇する。慢性型と急性型がある。
- ●発達緑内障：生まれつき眼内の水の流路が未発達で起こる緑内障である。
- ●続発緑内障：外傷，角膜の病気，網膜剥離，目の炎症など，ほかの目の疾患による眼圧上昇や，ステロイドホルモン剤などの薬剤による眼圧上昇によって起こる緑内障である。

一度，障害を受けた視神経は元には戻らないため，緑内障を完治させることはできない。したがって，緑内障の治療は，視神経がダメージを受けてこれ以上視野が狭くならないように，眼圧を下げることが基本となる。

　強膜は角膜と連続して眼球外膜を構成していることはすでに述べた。強膜は結合組織に富んでいて，白く不透明である。これは眼球の保護，形態保持の役割を担っている。強膜の前部は眼瞼の内側に続く結膜で覆われている。ここに炎症が起こる症状が結膜炎である。

　虹彩は眼の中に入る光の量を調節する組織で，光が透過する中央部を瞳孔と呼ぶ。虹彩は二種類の平滑筋から作られていて，一つは，副交感

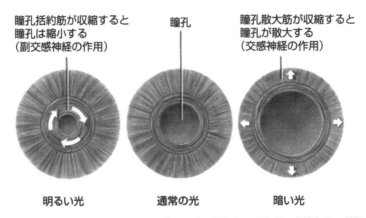

瞳孔括約筋が収縮すると
瞳孔は縮小する
（副交感神経の作用）

瞳孔

瞳孔散大筋が収縮すると
瞳孔が散大する
（交感神経の作用）

明るい光　　　　　通常の光　　　　　暗い光

出典：髙瀬堅吉（2020）心理職のための身につけておきたい生物学の基礎知識．誠信書房．

図 4-2　瞳孔の縮小と散大

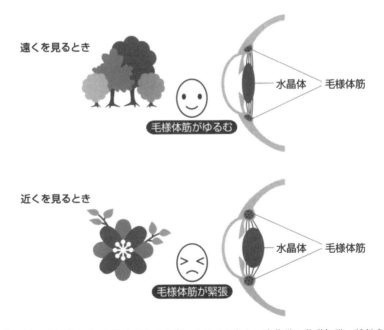

遠くを見るとき

水晶体

毛様体筋

毛様体筋がゆるむ

近くを見るとき

水晶体

毛様体筋

毛様体筋が緊張

出典：髙瀬堅吉（2020）心理職のための身につけておきたい生物学の基礎知識．誠信書房．

図 4-3　水晶体の遠近調節

図 4-2，4-3　イラスト：TAKE design（坂口武久）

神経の支配を受ける瞳孔括約筋，もう一つは交感神経で支配されている瞳孔散大筋である（図4-2）。明るい光が入ると瞳孔は縮小し，暗いところでは瞳孔は散大する。

　虹彩から続いて，付け根に存在する組織が毛様体である。毛様体は毛様体筋と呼ばれる平滑筋が，毛様小帯（チン小帯）を介して水晶体と繋がっており，水晶体の厚みを調節している。遠近の焦点を合わせられるのは，この毛様体筋の働きによる（図4-3）。遠くを見る時は毛様体筋が弛緩して水晶体が薄くなるが，近くを見る時は毛様体筋が緊張して水晶体が厚くなる。

2. 視覚器における光受容

　視覚が機能するためには網膜で光の受容が正常に行われる必要がある。網膜は脈絡膜側にある色素上皮の層から，硝子体側の神経節の層まで，合わせて10層から構成されている（図4-4）。

　網膜へ届く光は水晶体を通過する。水晶体はレンズの役割をする直径が9mm，厚さが5mmほどの透明組織で，毛様体から伸びた毛様小帯につながっている。表面は水晶体嚢胞と呼ばれる膜で覆われていて，その内側は血管のない組織で構成されている。水晶体固有のタンパク質であるクリスタリンが高濃度に含まれている。

　水晶体が白く濁る病気が白内障である。白内障は，一般的に水晶体が年齢とともに白く濁って視力が低下する病気である。水晶体は通常は透明な組織だが，白内障では白く濁ってしまうため，集めた光がうまく眼底に届かなくなり，視界が全体的にかすむ，視力が低下する，光をまぶしく感じる，暗い時と明るい時で見え方が違うなどの症状が引き起こさ

れる。先ほど紹介したように，水晶体にはクリスタリンと呼ばれるタンパク質が豊富にあるが，このクリスタリンは本来であれば非常に小さく，水晶体の働きを邪魔することはない。しかし，クリスタリンを構成しているアミノ酸が，様々な要因でストレスを受けることにより，異常なサイズの塊へと成長してしまうことがある。これにより，水晶体を通過するべき光が眼の奥に届かなくなったり，反射して眩しくなったりしてしまうのである。このクリスタリンのサイズの変化はさまざまな原因で起こり，それに応じて白内障も以下に示す種類がある。

- ●加齢性白内障：加齢によるもので最も多い白内障である。加齢性白内障は一種の老化現象なので，高年齢の人ほど多く発症する。
- ●先天性白内障：風疹などが原因で起きる。
- ●外傷性白内障：目のけがなどで引き起こされる。
- ●そのほかの白内障：アトピー性皮膚炎，糖尿病などの全身疾患に合

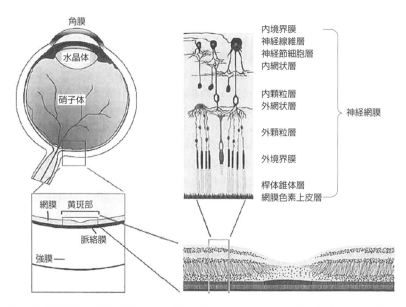

出典：独立行政法人 国立病院機構 大阪医療センターHP（https://osaka.hosp.go.jp/department/ophthal/senmon/mou/index.html）

図4-4　網膜の構造

併して起こる。放射線や薬剤（ステロイド剤）の影響でも起こる。

　白内障は，どんなに症状が進行しても手遅れということはない。白内障の治療は，病状の進行段階によって異なるが，視力の低下や目のかすみが日常生活に支障がない初期の段階では，ピレノキシン製剤やグルタチオン製剤による点眼治療が基本となる。ただし，薬を使用しても水晶体が透明に戻るわけではなく，これは，あくまで白内障の進行を抑えることが目的である。また，白内障が進行して日常生活に支障がみられる場合には，外科的手術が行われる。現在では，超音波乳化吸引術が一般的となっており，この手術では，濁った水晶体を超音波で粉砕して取り除き，その代わりに人工水晶体である眼内レンズを挿入する。手術を受ければ，視力の回復も見込めるが，人工的な眼内レンズにピント調節機能はないため，手術後もメガネなどによる視力の矯正が必要な場合がある。

　硝子体は，その99％以上が水分で，コラーゲンとヒアルロン酸を主成分とする透明なゲル状の組織である。眼球の内腔を満たし，眼球の形状を保持する役割も果たしている。

　硝子体を通過した光の信号を最初に受け取るのは桿体（杆体），錐体と呼ばれる視細胞である。桿体は暗いところで，錐体は明るいところで働き，黄斑に多数存在している。最初に桿体，錐体で受け取った光の信号は，内顆粒層，外網状層付近の双極細胞や水平細胞に送られ，さらに，内網状層のアマクリン細胞に伝わり，最終的に神経節細胞を通じて中枢に送られる。

　第3章でも述べたが，視覚の場合，網膜で検知された情報は，視神経に伝えられて脳に送られる。外界の情報は，水晶体のレンズ機能により右視野はそれぞれの眼球の左網膜上に，左視野は右網膜上に投影され，

その情報は視床の外側膝状体に送られる。ごくわずかな信号が上丘へと伝えられ，左右の眼球からの情報は最終的には大脳皮質に到達し，大脳皮質において一つの表象に統合される。この領域を一次視覚野（有線野）と呼ぶ。一次視覚野に送られた情報は，背側視覚路，腹側視覚路を通じて，それぞれ頭頂葉，側頭葉へと送られる。

3.　網膜の視細胞における信号変換と伝達

　視細胞が光を検知して，脳に情報を伝えることは既に述べたが，次に，その詳しいメカニズムを紹介する。網膜には桿体と錐体の二種類の視細胞が存在し，桿体は，錐体に比べて光に対する感度が極めて高い。そのため，暗いところでものを見る際は桿体が主に機能する。桿体が主に働いている時の視覚を暗所視と呼ぶ。ヒトの桿体は光受容タンパク質（視物質）であるロドプシンを発現している。これは 500nm の光を最もよく吸収するタンパク質である。暗所視では一種類の視物質が機能するため，色を感じることが出来ない。一方，錐体は明るいところで物を見る際に働く。錐体が主に働いている時の視覚を明所視と呼ぶ。錐体は複数種類あり，異なる波長の光にそれぞれ応答する。ヒトでは，三種類の錐体が存在し，それぞれ，異なる波長の光を吸収する視物質が発現している。明所視では，この 3 種類の錐体を使って色を見ることができる。

　視細胞が光に応答する際，三量体 GTP 結合タンパク質を介する細胞内情報伝達機構が働く（図 4 - 5）。三量体とは，3 つのタンパク質の複合体という意味で，それに GTP が結合しているのが三量体 GTP 結合タンパク質である。GTP は，第 2 章で登場した ATP のアデノシンがグアノシンになった分子で，主として細胞内の情報伝達やタンパク質の機能の調節に用いられる。光によって活性化された視物質は，三量体 GTP 結合タンパク質の一種であるトランスデューシン（Gt）を活性化する。Gt

はほかの三量体GTP結合タンパク質と同様に，不活性時には三量体（Gtαβγ）の構造を取っている。つまり，Gtα，Gtβ，Gtγの3つのタンパク質の複合体となっている。この場合，それぞれがサブユニットと呼ばれることは，第2章のタンパク質の四次構造の説明の際に紹介した。αサブユニット（Gtα）にはGDP/GTP結合部位が存在し，非活性型の時にはGDPが結合しているが，活性化されるとGDPがGTPに換わる。GDPはグアノシンにリン酸が2つついたもので，さらにもう1つリン酸がつくとGTPになる。

　活性化したGtはαサブユニット（Gtα）とβγサブユニット（Gtβγ）に分かれ，このうち，GtαがG別のタンパク質であるcGMPホスホジエステラーゼを活性化する。cGMPホスホジエステラーゼはcyclic GMP（cGMP）を5′-GMPに加水分解する酵素である。この酵素が活性化されることにより，細胞内のcGMP濃度が減少する。視細胞の細胞膜には，

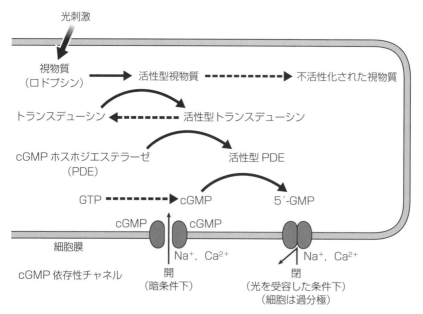

図4-5　視細胞の光応答の分子メカニズム

cGMP 依存性チャネルが存在し，光刺激によって視細胞内の cGMP 濃度が減少すると，cGMP 依存性チャネルから cGMP が解離する反応が進む。この反応が進むと閉鎖するチャネルの割合が増え，cGMP 依存性チャネルを通って細胞に流入する Na^+，Ca^{2+} の量が減少する。この一連の反応の結果，細胞は光刺激を受ける前とくらべて過分極する。視細胞は光を受容していない時には軽く脱分極している。そのため，視細胞は神経伝達物質であるグルタミン酸をシナプスに放出し続けている状態にある。一方，光を受容した時には前述のメカニズムで過分極し，暗い時よりグルタミン酸の放出速度が減少する。これは光応答と呼ばれる。視細胞が受容した光の強度は，シナプスへのグルタミン酸の放出速度としてコード化され，信号として神経系に送られる。

　視細胞から送られた情報は双極細胞，水平細胞，アマクリン細胞，神経節細胞によって処理される（**図 4-6**）。双極細胞は一方で視細胞とシ

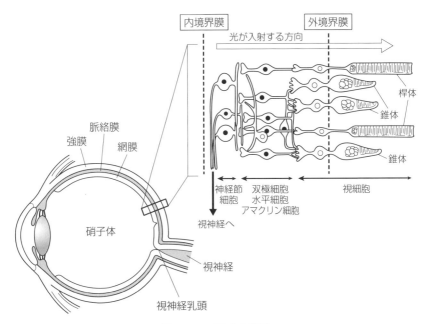

図 4-6　眼球の構造

ナプスを形成しており，もう一方で神経節細胞の樹状突起，または細胞体とシナプスを作る。神経節細胞は大型の樹状突起で双極細胞とシナプスを作る一方で，軸索は視神経乳頭に向かい，視神経となる。水平細胞やアマクリン細胞は，双極細胞がある層の横の連絡を担っている。

4. 受容野

　受容野とは，感覚処理に関わる各細胞が，感覚器官を通じ，ある刺激に対して反応することのできる，その器官上での範囲である。受容野の位置や大きさ，そして形および内部構造は細胞により異なるため，各細胞は特定の刺激に感受性を示す。視覚の場合，前述のように外界の光を桿体，錐体が受け取り，いずれの受容野も概ね円状で，そのサイズは非常に小さい。視細胞からの入力を受け取る双極細胞，そして，続いて信号を受け取る神経節細胞，さらに次の段階で信号を受け取る視床の外側膝状体の細胞には，明るい光を受容野の中心部に照射した時に興奮応答するON中心型の受容野と，暗い光を照射した時に興奮応答するOFF中心型の受容野の2種類が存在する（図4-7）。ON中心型の受容野と，OFF中心型の受容野は，中心部の周辺に照射された光には逆の応答をすることになる。ON中心型の受容野は周辺部に明るい光を受けた時に，OFF中心型の受容野は周辺部に暗い光を受けた時に，抑制の応答を示す。中心部と周辺部は同心円状に配置し，逆の反応が見られることから，この受容野は中心周辺拮抗型と呼ばれている。

　このように網膜だけでなく，その後に視覚情報が伝達される外側膝状体でも，同心円状の小さな受容野の存在が明らかとなったが，外側膝状体から情報が伝わる一次視覚野では，受容野の様子が異なることをハーバード大学のディヴィッド・H・ヒューベル（David H. Hubel）とトルステン・N・ウィーセル（Torsten N. Wiesel）は明らかにした。彼らは

ネコの一次視覚野から神経細胞の電気活動を記録し，一次視覚野の神経細胞も網膜や外側膝状体のように同心円状の受容野を持つと考えて，小さな明るい円形の光刺激や黒い円形の刺激をスライド・プロジェクターでスクリーン上に映し出した。脳は基本的に層構造であることは既に述べたが，6層ある一次視覚野の第4層の神経細胞は確かに，網膜や外側膝状体のように小さな円形の刺激に反応し，活発に活動した。しかし，その深さよりも上や下の層の神経細胞は，小さな円形の刺激には弱い応答か不安定な応答しか示さなかった。その神経細胞は，黒い円形の刺激そのものに反応しているのではなく，黒い円形の刺激パターンの入ったスライド・プロジェクターを手に持ってスクリーンの前で動かしていた時に反応することがわかった。つまり，神経細胞はスライドグラスの辺縁が作り出す薄い線状の影に反応していたのである。

　こうして，一次視覚野の神経細胞が，細長い隙間や，棒や，辺縁の形をした光刺激に反応することが明らかになり，ヒューベルとウィーゼルは，線分に反応する神経細胞を単純型細胞，複雑型細胞，超複雑型細胞の3つに分類した。それぞれの特徴を以下に記述する。

　●単純型細胞：光がついた時に反応するONの受容野と，光が消えた

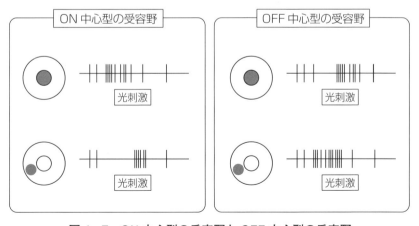

図4-7　ON中心型の受容野とOFF中心型の受容野

時に反応する OFF の受容野を持つ。

- 複雑型細胞：受容野の全ての場所で ON 反応と OFF 反応を示す。
- 超複雑型細胞：複雑型細胞と同様の性質のほかに，線分が長くなると反応しなくなる性質を持つ。

これら3種類の神経細胞は，各神経細胞で特異的な傾きのみに反応する特性を持っており，線分や辺縁の傾きがその神経細胞の特性からずれると反応しなくなった。図4-8は，45度の傾きの長方形が左下から右上に動いた時に最も強く反応する神経細胞を示している。

図4-8から，この神経細胞はDの条件で最も良く反応していることがわかる。破線の四角はこの細胞の受容野であり，この細胞は傾きに選

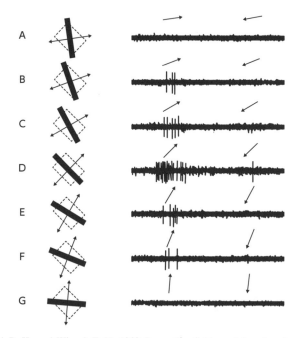

出典：Hubel, D. H., and Wiesel, T. N., 1968, Receptive fields and functional architecture of monkey striate cortex, J. Physiol. 195 : 215-243.

図4-8　サルの一次視覚野にある傾きに選択的反応を示す神経細胞

択的反応を示すほか，動きの方向にも選択的に反応している。斜め上方向の動きでは活動するが，斜め下方向の動きではほとんど活動しない。

　線分の傾きに反応する神経細胞の発見は，一次視覚野の研究をさらに発展させる契機となり，ヒューベルとウィーゼルは，この功績により，1981 年ノーベル生理学・医学賞を授与された。

5. 高次視覚

　大脳皮質の視覚野は，後頭葉にある一次視覚野（V1）のほかに複数ある。それらは，二次視覚野（V2），三次視覚野（V3），V3A 野，四次視覚野（V4），五次視覚野（V5，別名 MT 野）などで，V1 に比して，より高次な視覚情報の処理を担っている。これらの高次視覚野は後頭葉よりも前の領域にも広がっており，頭頂葉の後方部分，側頭葉の下部，前頭葉の一部も視覚野に含めることができる。高次視覚を担う領域では，後頭葉で見られたような，網膜上での位置に対応した規則的なマップは次第に不明瞭となり，機能的な相違からさらに複数の領域に分類されていくことが示されている。

　図 4-9 は，大脳皮質の溝を広げて，さらに一部に切れ目をいれることによって大脳半球の皮質をすべて平面上に展開した大脳皮質の展開図である。脳の後方は左側で前方は右側となる。この図にある黒くぬられた部分，すなわち，V1，V2，V3，VP，V3A，V4，V4t，VOT，DP，MT，MST，PO，PIP，LIP，MIP，VIP，MDP，7a，FST，PIT，CIT，AIT，STP，TF，TH，36，FEF，46 は，すべて視覚情報の処理に関わっている。

　一次視覚野にたどり着いた視覚情報は，これら複数の領域で複雑な処理を受けるが，この情報処理の際，処理レベルが相対的に下位の視覚野と相対的に上位の視覚野の間には双方向の連絡がある。この連絡の様式

98

には規則性があり，下位から上位への情報は，大脳皮質の上層から出て
投射先では中央にある4層に入る。一方，上位から下位への逆行性の情
報は主として浅い層と深い層から出て，投射先でも浅い層と深い層に分
布することがわかっている。

　視覚野は，外界の視覚情報を脳にインプットすると同時に，各個体が
置かれた条件に応じて，与えられた視覚情報を加工する。図地反転図形
はその好例である（**図4-10**）。例えば，1915年頃にデンマークの心理学
者エドガー・J・ルビン（Edgar J. Rubin）が考案したルビンの壺と呼ば

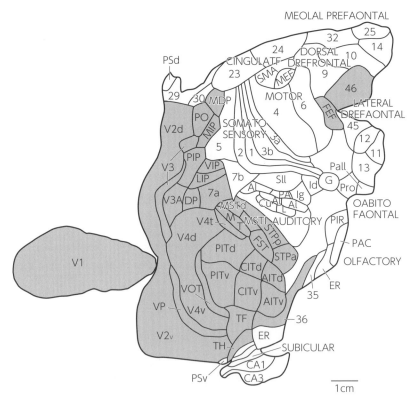

出典：Felleman, D. J., and Van Essen, D. C., 1991, Distributed hierarchical processing in
the primate cerebral cortex, Cereb. Cortex. 1 : 1-47.

図4-9　複数の視覚野

れる図地反転図形は，背景に黒地を用いた白地の図形で，向き合った2人の顔にも見えるし，大型の壺（盃）にも見えるという特徴を持つ。こうした図形を見る際の視覚野の神経細胞の応答を調べると，V1ですでに細胞の応答に変化が認められる。V4では，この変化が著明に見られ，V4の神経細胞の受容野の中に2つの図形が存在する時，その1つの図（例えば壺）に注目すると，ほかの1つ（例えば向き合った2人の顔）があたかも存在しないかのような応答を示す。この変化は受容野の中に注目する図形と無視する図形の両方が存在する時に著明であるが，一方が受容野の外にある時はそれほど大きくないことがわかっている。

　また，錯視にも高次視覚野が関与していることがわかっている（**図4-10**）。イタリアの心理学者ガエタノ・カニッツァ（Gaetano Kanizsa）により1955年に発表された「カニッツァの三角形」は，周辺の図形とともに，白い正三角形が知覚されるが，実際には中心の三角形は物理的に

ルビンの壺　　　　　　　　　カニッツァの三角形

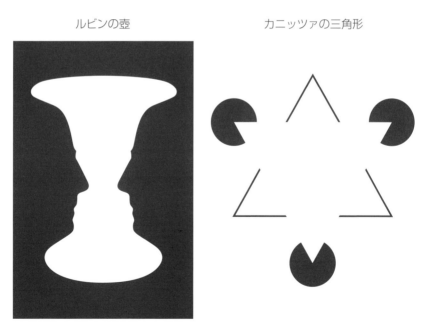

図4-10　ルビンの壺とカニッツァの三角形

存在しない。この効果は，主観的輪郭と呼ばれる。主観的輪郭を生じさせるような神経細胞はV2において見出されており，このことから，主観的輪郭は視覚経路における比較的初期の段階で実現されている視覚機能であることがわかる。

　視覚野に送られた情報は，大まかには背側視覚路，腹側視覚路を通じて，それぞれ頭頂葉，側頭葉へと送られることは既に述べた。背側視覚路は物の位置に関する情報を処理し，腹側視覚路は，その物が何であるかの情報を処理する。そのため，背側視覚路は「どこ経路」と呼ばれ，腹側視覚路は「なに経路」とも呼ばれる。

6. 視覚器の異常・病気

　この章の最後に，視覚器の異常と病気について紹介する。視覚器の異常には単純に視細胞が欠損することによって起こる失明，さらには前述の緑内障や白内障以外にも，V1の障害で両眼の対側視野の対応したところに見えない部分を生じる暗点と呼ばれる症状がある。この暗点の患者が，自分の暗点に視覚刺激を受けた場合に，自覚的にはその刺激を意識しないにもかかわらず，反応する能力を盲視と呼ぶ。

　視覚異常はほかにもある。高次視覚野に異常が生じると，人の顔を認知することが難しい相貌失認と呼ばれる異常が起こることがある。先行研究から，狭義と広義の相貌失認が記述され，狭義の相貌失認では，熟知した人物を相貌によって認知する能力の障害が見られる。しかし，声を聞くとわかるなどの報告もある。一方，熟知相貌の認知障害がなくとも，未知相貌の学習・弁別，表情認知，性別・年齢・人種などの判定，美醜の区別などにいくつか障害がある病態は広義の相貌失認と診断される。また，「顔」はわかるが「物」はわからないという症例もある。

　次に，視覚器の病気と，その治療に関する最新のトピックを紹介す

る。皆さんは加齢黄斑変性症という病気をご存知だろうか。これは，加齢により網膜の中心部である黄斑に障害が生じ，見ようと思う箇所がうまく見えなくなる病気である。加齢黄斑変性は一般には馴染みの薄い病名かもしれないが，欧米では成人の失明の原因第 1 位となっている病気である。日本では比較的少ないと考えられていたが，人口の高齢化と生活の欧米化により近年著しく増加し，失明の原因の第 4 位となっている。50 歳以上の人の約 1% にみられ，高齢になるほど多く見られる。この病気は比較的最近まで治療法がなかったのだが，最近いくつかの治療法が新たに開発されて，多くの患者で視力の維持や改善が得られるようになってきた。その治療法のうち，最も新しいものが iPS 細胞（人工多能性幹細胞）を用いた治療である。加齢黄斑変性症は昔から知られていた病気だが，iPS 細胞を用いた初めての臨床研究の応用に選ばれた病気として有名になった。iPS 細胞とは，皮膚などの体細胞に，ごく少数の因子を導入し，培養することによって，様々な組織や臓器の細胞に分化する能力と，ほぼ無限に増殖する能力をもつ多能性幹細胞に変化した細胞を指す。これは，人工多能性幹細胞（induced Pluripotent Stem cell）と名付けられ，頭文字をとって iPS 細胞と呼ばれている。i を小文字にした理由は，当時流行っていた iPod の i が小文字だったからだそうだ。iPS 細胞を作製した京都大学の山中伸弥先生は，2012 年にノーベル生理学・医学賞を受賞されている。

【問題】

1. 眼球は直径 24mm ほどの球形をしており，角膜と強膜から構成される（　　　）と，虹彩，毛様体，脈絡膜から構成される（　　　），そして網膜からなる（　　　）によって構成されている。また，眼球の内部には透明な（　　　），（　　　），（　　　）がある。

2. 緑内障は，眼圧が上昇する原因によっていくつかの種類に分けられる。（　　　）では，眼圧が正常範囲の 10 ～ 21mmHg にも関わらず緑内障の症状が出る。（　　　）では，隅角が狭くなってふさがり，房水の流れが妨げられて眼圧が上昇する。これには，慢性型と急性型がある。（　　　）は，生まれつき眼内の水の流路が未発達で起こる緑内障である。（　　　）は，外傷，角膜の病気，網膜剥離，目の炎症など，ほかの目の疾患による眼圧上昇や，ステロイドホルモン剤などの薬剤による眼圧上昇によって起こる緑内障である。

3. 強膜は角膜と連続して眼球外膜を構成している。結合組織に富んでいて，白く不透明である。これは眼球の保護，形態保持の役割を担っている。強膜の前部には眼瞼の内側に続く結膜で覆われている。ここに炎症が起こる症状が（　　　）である。

4. 虹彩は眼の中に入る光の量を調節する組織で，光が透過する中央部を瞳孔と呼ぶ。虹彩は二種類の平滑筋から作られていて，一つは，副交感神経の支配を受ける（　　　），もう一つは交感神経で支配されている（　　　）である。明るい光が入ると瞳孔は縮小し，暗いところでは瞳孔は散大する。

5. 遠くを見る時は毛様体筋が弛緩して水晶体が薄くなるが，近くを見る時は毛様体筋が緊張して水晶体が厚くなる。（　　　）は，毛様体

筋の緊張が解けずに，遠くが見づらくなる状態を指す。一方，
（　　　　）は，毛様体筋が緊張しづらくなり，近くが見づらくなる状
態を指す。

6. 最初に光の信号を受け取るのは（　　　　），（　　　　）と呼ばれる視
   細胞である。（　　　　）は暗いところで，（　　　　）は明るいところ
   で働き，黄斑部に多数存在している。

7. （　　　　）は，一般的に水晶体が年齢とともに白く濁って視力が低下
   する病気である。水晶体は通常は透明な組織だが，（　　　　）では白
   く濁ってしまうため，集めた光がうまく眼底に届かなくなり，視界
   が全体的にかすむ，視力が低下する，光をまぶしく感じる，暗い時
   と明るい時で見え方が違うなどの症状が引き起こされる。

8. ヒトの桿体はすべて同じ光受容タンパク質（視物質）である（　　　　）
   のみを発現している。これは500nm の光を最もよく吸収するタン
   パク質である。一方，ヒトの錐体は三種類の視物質が存在し，それ
   ぞれ，異なる波長の光を吸収する。

9. 視細胞が光に応答する際，（　　　　）を介する細胞内情報伝達機構が
   働く。光によって活性化された視物質は，（　　　　）の一種であるト
   ランスデューシン（Gt）を活性化する。

10. 視細胞では，細胞内の（　　　　）濃度が減少すると，（　　　　）依存
    性チャネルを通って細胞に流入する Na^+，Ca^{2+} の量が減少して過
    分極し，暗い時よりグルタミン酸の放出速度が減少する。これは
    （　　　　）と呼ばれる。視細胞が受容した光の強度は，シナプスへの
    グルタミン酸の放出速度としてコード化され，信号として神経系に
    送られる。

11. （　　　　）とは，感覚処理に関わる各細胞が，感覚器官を通じ，ある
    刺激に対して反応することのできる，その器官上での範囲である。

12. ON 中心型の受容野と，OFF 中心型の受容野は，中心部の周辺に照射された光には逆の応答をすることになる。（　　　）の受容野は周辺部に明るい光を受けた時に，（　　　）の受容野は周辺部に暗い光を受けた時に，抑制の応答を示す。中心部と周辺部は同心円状に配置し，逆の反応がみられることから，この受容野は中心周辺拮抗型と呼ばれている。

13. ヒューベルとウィーゼルは，線分に反応する神経細胞を（　　　），（　　　），（　　　）の3つに分類した。

14. 大脳皮質の視覚野は，後頭葉にある一次視覚野（V1）のほかに複数ある。それらは，二次視覚野（V2），三次視覚野（V3），（　　　），四次視覚野（V4），五次視覚野（V5，別名（　　　））などで，V1に比して，より高次な視覚情報の処理を担っている。

15. 加齢により網膜の中心部である黄斑に障害が生じ，見ようと思う箇所がうまく見えなくなる病気が（　　　）である。その治療法のうち，最も新しいものが（　　　）を用いた治療である。

解答

1. 外膜，中膜，内膜，角膜，水晶体，硝子体
2. 正常眼圧緑内障，原発閉塞隅角緑内障，発達緑内障，続発緑内障
3. 結膜炎
4. 瞳孔括約筋，瞳孔散大筋
5. 近視，老眼
6. 桿体，錐体，桿体，錐体
7. 白内障，白内障
8. ロドプシン
9. 三量体GTP結合タンパク質，三量体GTP結合タンパク質

10. cGMP，cGMP，光応答

11. 受容野

12. ON 中心型，OFF 中心型

13. 単純型細胞，複雑型細胞，超複雑型細胞

14. V3A 野，MT 野

15. 加齢黄斑変性，iPS 細胞（人工多能性幹細胞）

引用・参考文献

1. 髙瀬堅吉（2020）心理職のための身につけておきたい生物学の基礎知識．誠信書房．

2. Hubel, D. H., and Wiesel, T. N., 1968, Receptive fields and functional architecture of monkey striate cortex, J. Physiol. 195 : 215-243.

3. Felleman, D. J., and Van Essen, D. C., 1991, Distributed hierarchical processing in the primate cerebral cortex, Cereb. Cortex. 1 : 1-47.

さらに詳しく学びたい方のために

M.J. ファーラー（著）・利島保（翻訳）（2003）視覚の認知神経科学（現代基礎心理学選書）．協同出版．

5 | 外界を知覚する仕組み②

《**本章の目標＆ポイント**》 第5章では，第4章に続いて，私たちが外界を知るための感覚・知覚機能について，その生物学的基礎を学ぶ。①でとりあげた視覚以外の，聴覚，嗅覚，味覚，体性感覚について，それぞれの情報処理の仕組みを理解するとともに，いずれの受容器も，外界の物理化学的刺激が神経細胞の膜電位変化への変換を起点として情報処理を開始することを理解する。
《**キーワード**》 聴覚，蝸牛管とコルチ器，平衡感覚，嗅覚，味覚，味蕾，体性感覚，マイスナー小体，パチニ小体，メルケル盤

1. 聴覚・平衡感覚

耳は，音波に対する受容器であるとともに平衡感覚の受容器でもある。耳は，外側から順に外耳，中耳，内耳の3つの部分から構成される。外耳と中耳は聴覚に関わり，内耳は聴覚と平衡感覚に関わる。図5-1は耳の構造を示している。

● 外耳
・耳介と外耳道の部分を指す。
・耳介には外耳道軟骨と呼ばれる軟骨が存在するため，曲げても元に戻ることができる。ただし，耳たぶ（耳垂）にはそれがない。
・外耳道は，長さが約2.5cm，直径約0.6cmのS字状に曲がった管で，頭蓋骨の中に達している。外耳道の外面は，耳介側1/3が外耳道軟骨によって，残り2/3は頭蓋骨（側頭骨）によって覆われ

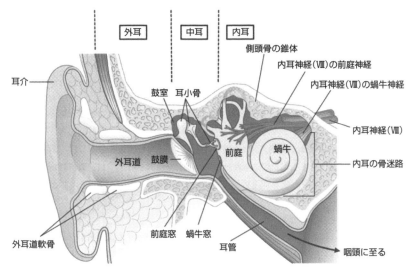

出典：渡辺皓（編著）（2016）解剖学：人体の構造と機能　新訂版. サイオ出版.

図5-1　耳の構造

ている。また，内面は皮膚に覆われている。この構造により，音
波は中耳へと伝わる。

・外耳道の内面には，耳毛と耳道腺と呼ばれるアポクリン腺[*1)]が
あり，耳道腺からは黄褐色の耳脂が分泌される。

● 中耳

・鼓膜，鼓室，耳管からつくられている。

・鼓膜は，横約 1cm，縦約 0.9cm，厚さ約 0.1cm の薄い半透明の膜
である。

・外耳道を通ってきた音波は鼓膜で振動に変えられ，鼓膜の内面に
付着しているツチ骨に伝えられる。

・鼓室は鼓膜と内耳のあいだにある空気の入った空間である。鼓室

---

*1)　脂質やタンパク質などを多く含む乳白色の分泌物を皮膚に分泌する外分泌腺。

の中には靭帯でつながれた3つの耳小骨であるツチ骨，キヌタ
骨，アブミ骨がある。
・アブミ骨は前庭窓（卵円窓）と密着しており，鼓膜の振動はツチ
骨，キヌタ骨，アブミ骨の順で伝わり，ここで20倍から30倍に
増幅されて前庭窓に届く。
・中耳と内耳の間には前庭窓のほかに，蝸牛窓（正円窓）があり，
ここにも前庭窓と同様に薄い膜があって，鼓膜の振動にうまく応
ずる構造になっている。
・耳管は鼓室と咽頭をつなぐ長さ4cmの管で，鼓室の内圧を外気
圧と等しく保つ働きがある。

●内耳
・中耳のさらに奥にあり，複雑な管腔構造を示すことから迷路と呼
ばれている。
・迷路には，骨からつくられる骨迷路と，その内腔に沿った管状の
膜構造である膜迷路がある。
・骨迷路と膜迷路の間は外リンパ，膜迷路の中は内リンパと呼ばれ
る液体で満たされている（図5-2）。
・骨迷路は，前庭，骨半規管（前半規管，外側半規管，後半規管），
蝸牛からつくられる。
・膜迷路は，前庭の中に卵形嚢と球形嚢，骨半規管の中には膜半規
管があり，平衡感覚に関わっている。
・蝸牛の中には蝸牛管があり，聴覚に関わっている。

次は，耳の機能について説明する。耳の機能の一つである聴覚は，一
定範囲の周波数の空気の振動である音波を刺激とする感覚のことで，そ
の受容器は蝸牛管に存在するコルチ器である（図5-3）。
蝸牛は前庭階，鼓室階，蝸牛管の3つの部屋に分かれている。コルチ

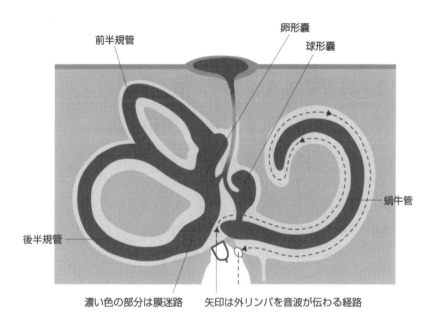

出典：藤田恒夫（2012）入門人体解剖学 改訂第 5 版．南江堂をもとに著者が一部改変．

図 5-2　骨迷路と膜迷路

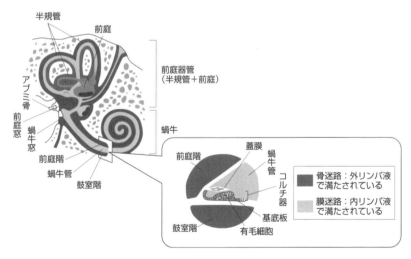

出典：岡田忍（監修）（2016）看護のための症状 Q&A ガイドブック．サイオ出版．

図 5-3　蝸牛管とコルチ器

器は蝸牛管の基底板の上にあり，有毛細胞と支持細胞から作られている。有毛細胞には，聴毛をもった内有毛細胞と外有毛細胞があり，列をなして配置され，支持細胞がそれらを支えている。聴覚受容は耳介が音波を集めて外耳道に導き，鼓膜を振動させる（図5-4）。

鼓膜の振動はツチ骨，キヌタ骨，アブミ骨に伝わり，アブミ骨の振動は前庭窓に伝わり，蝸牛内の外リンパを振動させる。外リンパの振動は前庭階に伝わり，蝸牛の頂点で鼓室階に移るだけではなく，周波数に依存した位置で内リンパを振動させる。この時，有毛細胞の聴毛が刺激されて有毛細胞が脱分極する。その後，有毛細胞の興奮が内耳神経の1つである蝸牛神経を介して延髄の同側の蝸牛神経核に到達する。そして，上オリーブ核で神経細胞を換えて，外側毛帯核を経て中脳の下丘に伝わる。さらに，視床の内側膝状体を経由して大脳皮質の聴覚野へと情報が伝わる（図5-5）。ここで初めて「聴こえる」という感覚が生じる。

音は空気の粗密波であることは既に述べたが，その特徴は高さ，強さ，音色（特異的な音質）で決まる。音の高さは周波数で決まり，周波

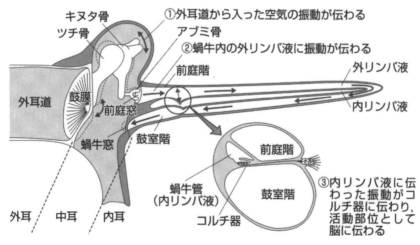

出典：渡辺皓（編著）（2016）解剖学：人体の構造と機能　新訂版．サイオ出版．

図5-4　聴覚受容のメカニズム

数の値が高いほど高音となる。人の可聴域は 20 〜 20000Hz だが，その
なかで最もよく聞こえる音は 500 〜 5000Hz であると言われている。ま
た，音の強さはデシベル（dB）で測られるが，100dB 以上の音に長時間
さらされるとコルチ器の有毛細胞が損傷を受けて，聴覚障害を起こす原
因の１つになる。これは感音性難聴と呼ばれている。

　そのほかに聴覚器で起こる障害としては，外耳炎，中耳炎，内耳炎な
どの炎症がある。

- ●外耳炎：耳かきのし過ぎなどで外耳道に傷がつき，そこへ細菌やウ
  イルスが感染することで起こる。また，化粧品や染髪剤によるアレ
  ルギー反応によって起こることもある。
- ●中耳炎：鼻腔の細菌やウイルスが耳管を介して中耳に感染すること
  で起こる。症状としては耳痛，発熱，鼓膜の発赤が見られ，治療が
  遅れると鼓膜の破損が起きる場合もある。

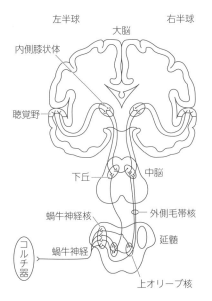

音刺激は外耳道・鼓膜・内耳・内耳のコルチ器
を経由して蝸牛神経，延髄，中脳，内側膝状体，
聴覚野の順に伝播する

出典：時事メディカル HP（https://medical.jiji.com/medical/011-0236-12）

図 5 − 5　聴覚の伝導路

●内耳炎：中耳炎の原因となる細菌やウイルスが内耳に到達すること
　で起こる。また，髄膜炎から波及する場合もある。既に紹介したよ
　うに，内耳は聴覚だけでなく平衡感覚も担うため，内耳炎によって
　難聴やめまい，嘔吐，悪心などが起こることがある。

　治療としては，外耳炎，中耳炎，内耳炎は，いずれも細菌感染が原因
の場合には抗生物質による治療が行われる。また，炎症の症状をやわら
げるために，ステロイド剤も用いられる場合がある。これ以外にも，内
リンパ液が増加して膜迷路を拡張するために起こるメニエール病がある。

●メニエール病
　・ぐるぐると世界が回るように感じる回転性めまいと，通常は片耳
　　の難聴，耳鳴りが主症状となる。
　・突然の激しいめまい発作が30分から6時間程度続き，その間，難
　　聴や耳鳴り以外に吐き気や嘔吐，腹痛などの症状も伴う。
　・発作時は立っていることができず，じっと横になっているしかない。
　・めまいが治まると難聴や耳鳴りも元に戻るが，不定期にめまい発
　　作を繰り返すたびに少しずつ難聴が悪化していくのも特徴の1つ
　　である。
　・原因として，精神的ストレスや肉体的疲労，睡眠不足がある。
　・初期には突発性難聴や前庭神経炎と鑑別できない場合があるた
　　め，確定診断には様々な検査を行なう必要がある。
　・治療は，増加した内リンパ液を軽減させるため，様々な薬剤を使
　　用する。最も一般的に使われるのは利尿剤のイソソルビド（製品
　　名：イソバイド）で，これにビタミン剤や血流改善剤を組み合わ
　　せることもある。
　・繰り返すめまい発作のため社会生活に支障をきたすようであれ

ば，まれに手術も選択される。過剰な内リンパ液を排出させる穴
をあける内リンパ嚢解放術と，めまいの原因の平衡感覚を司る神
経を切断する前庭神経切除術が一般的である。
・症状が固定化する前に受診して，早期に治療開始することが重症
化を防ぐポイントである。

　次は，耳のもう1つの機能，平衡感覚について見ていく。平衡感覚（前
庭覚）は，身体の運動と身体の各部位の総体的な位置に関する特殊感覚
である。感覚には，体性感覚や内臓感覚などの受容器が特殊化していな
い感覚と，受容器が特殊化している感覚，すなわち特殊感覚がある。
●非特殊感覚：触覚，圧覚，温度感覚，皮膚痛覚などの皮膚感覚と，
深部痛覚などの深部感覚，さらに内臓痛覚や臓器感覚などの内臓感
覚がある。
●特殊感覚：平衡感覚のほかに，視覚，聴覚，嗅覚，味覚がある。

　平衡感覚には静的平衡と動的平衡があり，静的平衡は静止時に重力に
対して頭部の位置を把握するのに関わっている。一方，動的平衡は，回
転や加速，または減速などに対して体位を保つのに関わっていて，さら
に，この平衡感覚の維持には視覚や筋なども重要な役割を果たしてい
る。平衡感覚の受容器は卵形嚢，球形嚢，膜半規管に存在し，これらは
まとめて前庭器官と呼ばれている。
　卵形嚢と球形嚢の内面には，平衡感覚の受容器である平衡斑があり，
それぞれ卵形嚢斑，球形嚢斑と呼ばれている（図5-6）。
　半規管の卵形嚢への移行部は少し膨らんでいて，その中に有毛細胞が
存在する。この有毛細胞はゼラチン状の物質で包まれ，これはクプラと
呼ばれている。既に紹介したように半規管の中は内リンパ液で満たされ

ていて，頭が動くと，慣性の法則でリンパ液が流れ，これによりクプラが動かされて，その動きに有毛細胞が反応する。これによって神経に信号が伝わる。また，球形嚢斑，卵形嚢斑には耳石器が存在し，この耳石器にも有毛細胞がある。耳石器はゼラチン状の膜で包まれ，その上に耳石という炭酸カルシウムの結晶が乗っている。頭が傾くと耳石が動き，ゼラチン質が変形する。その耳石の動きによるゼラチン質の変形を有毛細胞が感じとって，神経に平衡感覚の情報を伝える。この平衡感覚の情報は内耳神経の1つである前庭神経に伝達され，前庭神経に伝達された情報は，前庭神経節を介して脳幹の前庭神経核および小脳に伝わる。前

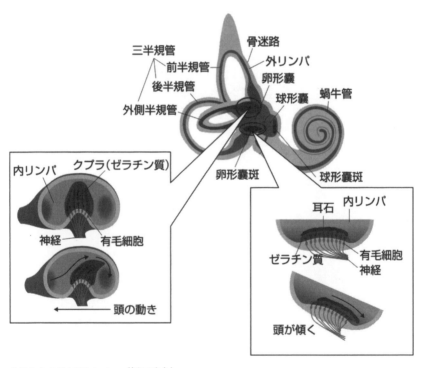

イラスト：TAKE design（坂口武久）

出典：髙瀬堅吉（2020）心理職のための身につけておきたい生物学の基礎知識．誠信書房．

図5-6　平衡感覚を感じる仕組み

庭神経核に伝達された興奮は，脳神経核の外転神経，滑車神経，動眼神経の神経核に伝わり，姿勢の変化に対応した眼球運動を引き起こす。また，前庭神経核から脊髄を介して頸部や四肢の筋緊張を調節する。小脳への感覚信号は，前庭神経核および卵形嚢と球形嚢から送られ，姿勢や体を調節し，さらに大脳皮質へと伝わる。

2. 嗅覚

　ヒトの嗅覚は，数千の異なるにおいを識別することができると言われている。においは揮発性の物質であり，鼻の中の粘膜に届くと，1000万から1億個の受容体を刺激する。刺激の一部は大脳辺縁系や視床下部にも伝えられるので，情動反応に大きく関与する。嗅覚をつかさどる嗅覚器は，鼻腔上部にある嗅上皮に存在する。嗅上皮には嗅細胞，支持細胞および基底細胞があり，このうち嗅細胞が嗅覚に関与している（図5-7）。

● 嗅細胞
　・嗅上皮の表面と基底部に突起を出している神経細胞で，上皮表面には嗅小胞という小さなふくらみがあり，これは樹状突起に相当

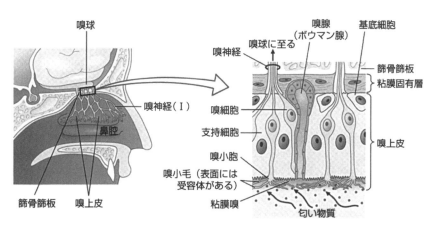

出典：増田敦子（2015）身体のしくみとはたらき―楽しく学ぶ解剖生理．サイオ出版．

図5-7　嗅覚器の構造

する。

・嗅小胞から出ている嗅小毛は，粘膜層に溶け込んだにおい物質と反応する。

・嗅細胞の基底部から出る突起は軸索に相当し，その束は嗅神経を形成して篩骨篩板を貫通して嗅球に達する。

● 支持細胞

・嗅細胞を支える役割を持つ。

・嗅細胞同士を電気的に絶縁する。

・におい物質を分解して除去する役割がある。

● 基底細胞

・新しい嗅細胞を作る役割を持つ。

・基底細胞から作られた嗅細胞が絶えず古い嗅細胞と置き換わっている。

粘膜固有層には粘液をつくって分泌する嗅腺（ボウマン腺）があり，分泌物は嗅上皮の表面を潤すとともににおい物質の溶媒として働く。また，におい物質が嗅上皮の表面に停滞しないように洗い流す役割を担っている。

嗅神経の興奮は嗅球の僧帽細胞に伝達され，眼窩前頭皮質にある嗅覚野に伝わる。また，一部は扁桃体や視床下部に伝わり，情動を喚起する。さらに海馬にも伝わり，記憶機能にも影響を与える（図5-8）。

嗅覚以外の視覚，聴覚，味覚，触覚は，視床を中継してから大脳皮質に伝わる。睡眠中，視床の神経連絡は低下しているため，視覚，聴覚，味覚，触覚からの情報は大脳皮質にほとんど伝わらないが，嗅覚だけは

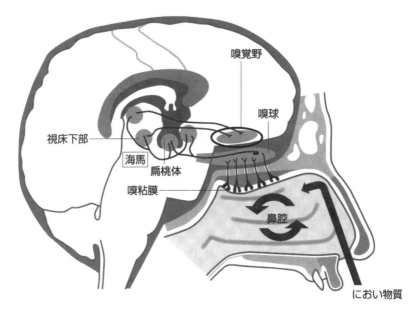

出典：高木雅行（1989）感覚の生理学．裳華房をもとに改変．

図5-8　嗅覚処理の神経回路

視床を経由せず，そのまま大脳皮質の嗅覚野に情報が伝わるので，睡眠中も嗅覚は働いていると考えられている。

3. 味覚

　味覚には，酸味，甘味，塩味，苦み，うま味の五種類がある。これらの味物質が唾液に溶けて味覚受容器である味蕾を刺激する。味覚の一部は嗅覚と同じく大脳辺縁系や視床下部に伝わるため，味覚もまた，情動反応や記憶の形成に大きく関与すると言われている。

　舌は，咀嚼，嚥下，発声，味覚に関与する器官である。舌の上面には小さな突起が多数見られ，これは舌乳頭と呼ばれている。舌乳頭はその

形態から糸状乳頭，茸状乳頭，葉状乳頭，有郭乳頭の四種類に分類される（図5-9）。

　味蕾は舌乳頭の表面にあり，味細胞，支持細胞および基底細胞から作られている。支持細胞は味細胞を囲んでおり，味細胞からは味毛と呼ばれる微絨毛が味孔と呼ばれる味蕾の開口部に伸びている（図5-10）。味細胞と支持細胞は基底細胞から分化して作られ，味細胞の再生は7〜10日で行われるとされている。

　五種類の味覚について，甘味と塩味は舌先，酸味は舌の外側縁，苦みとうま味は舌の後部でそれぞれ感受性が高いと言われている。しかし，味蕾の構造に違いがないため，舌の各部位で感じる味に違いがあるのかは，いまだにわかっていない。

　食物中に含まれる化学物質が唾液に溶けると，味孔を通って味毛に到達する。味細胞には受容体が局在していて，各化学物質はそれぞれに対応する受容体に結合し，味細胞に脱分極を引き起こす。味覚の興奮は，

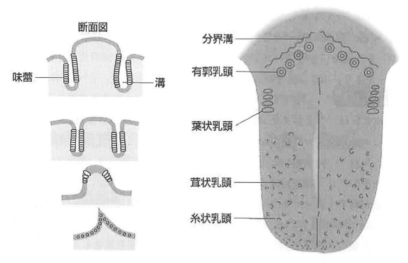

イラスト：TAKE design（坂口武久）

出典：髙瀨堅吉（2020）心理職のための身につけておきたい生物学の基礎知識．誠信書房．

図5-9　舌の構造

舌の前方 2/3 は顔面神経（第Ⅶ脳神経），後方 1/3 は舌咽神経（第Ⅸ脳神経），軟口蓋や咽頭では迷走神経（第Ⅹ脳神経）の求心性感覚神経を経て延髄の孤束核に到達する。その後，視床を介して大脳皮質の味覚野に至り，私たちは味覚を認識する（図 5 - 11）。また先述の通り，味覚の伝導路の一部は，大脳辺縁系や視床下部にも伝えられて，情動や記憶の形成に関与する。

　味覚の機能異常には，様々な原因があり，その一つは唾液分泌機能の低下である。涙腺，唾液腺をはじめとする全身の外分泌腺に慢性的に炎症が起こり，外分泌腺が破壊されてドライアイやドライマウスなどの乾燥症状が出現する病気であるシェーグレン症候群，アセチルコリン神経の働きを抑える抗コリン作用を引き起こす薬，そして加齢によって唾液腺の分泌機能が低下すると，味物質が唾液によって溶けにくくなるため，味覚の感受性は低下する。また，唾液分泌機能の低下以外にも，亜鉛欠乏による味覚機能異常もある。亜鉛は DNA や RNA の合成酵素の

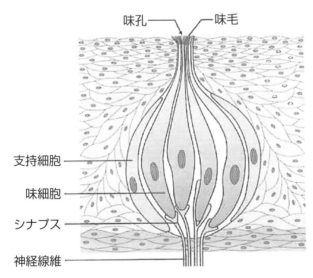

出典：渡辺皓（編著）（2016）解剖学：人体の構造と機能　新訂版. サイオ出版.

図 5 - 10　味蕾の構造

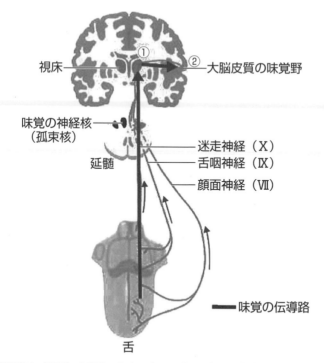

視床

① 大脳皮質の味覚野 ②

味覚の神経核
（孤束核）

延髄

迷走神経（Ⅹ）
舌咽神経（Ⅸ）
顔面神経（Ⅶ）

━━ 味覚の伝導路

舌

出典：髙瀬堅吉（2020）心理職のための身につけておきたい生物学の基礎知識．誠信書房．

図5-11　味覚の伝導路

構成成分の一つであり，新陳代謝の活発な味細胞には必要不可欠な元素である。偏食やダイエットなどによる亜鉛摂取の低下や，薬剤のキレート作用*2)によって亜鉛が低下する場合，味細胞の新陳代謝に影響が及び，味覚異常の原因になることがある。

　ほかに味覚異常を引き起こす要因として，神経伝達障害がある。味覚が味蕾から求心性神経を経て中枢に伝達される時に，悪性腫瘍，頭部外傷，ウイルス感染，脳梗塞などによって神経伝達が障害されると，やは

---

*2)　体内の水銀やヒ素，鉛，カドミウムなどの有害な金属が生体物質と結合する力を抑える作用。

り味覚異常が起こる。また，味細胞それ自体が障害される場合も同様に味覚障害が起こり，ストレスなどの精神的な疾患においても味覚障害があらわれることがある。精神疾患に罹患した患者が味覚異常を訴えることはまれではなく，味覚異常を訴えて歯科口腔外科，耳鼻咽喉科を受診する方の中に，うつ病など精神疾患の併存も認められる。うつ病では，味覚の減退や食欲の低下，心気症状を含めた様々な身体症状の訴えを認める。さらに統合失調症の患者には，幻味，幻臭などの幻覚症状によって，拒食などの摂食行動の異常を呈することがある。味覚異常，口腔違和感が生じることは患者にとって苦痛が強く，QOL を著しく低下させる。

4. 皮膚感覚（触－圧覚・温覚・冷覚・痛覚）

　皮膚感覚は，触－圧覚・温覚・冷覚・痛覚があり，皮膚に分布する感覚受容器が刺激されて生じる感覚を指す。さらに皮膚感覚は，筋肉や腱，関節に分布する感覚受容器が刺激されて生じる深部感覚と合わせて体性感覚と呼ばれている。以下，皮膚に存在する感覚受容器について見ていきたい（**図 5－12**）。

- ●マイスナー小体
  - ・真皮にあり，全身に分布しているが，特に感覚の敏感な口唇や指腹などに多く見られる。
  - ・直径約 100μm の楕円形で，結合組織*3)の被膜*4)に包まれている。
  - ・マイスナー小体ではシュワン細胞*5)に由来する細胞が層状になり，そこに神経線維が入り込んでいる。
  - ・マイスナー小体は，触－圧覚の受容器として機能している。
- ●パチニ小体
  - ・真皮の深層や皮下組織に分布し，手の指腹に最も多く，手掌や足

---

*3)　表面を覆う上皮組織，筋細胞からなる筋組織，神経細胞からなる神経組織という 3 つの組織を結びつける組織。
*4)　覆う膜。
*5)　末梢神経のグリア細胞として，髄鞘を形成する細胞。

底にも見られる。

・直径約 1mm の楕円形をしており，シュワン細胞などが神経の軸
索を中心に層状に取り巻いている。

・シュワン細胞の層のズレを知覚して，圧覚と振動覚を受容する。

● メルケル盤

・神経終末が表皮の基底層に接する形で存在し，口唇や指腹に多く
見られる。

・メルケル盤の表面には数本の微絨毛があり，それが表皮の基底層
の細胞間に伸びている。

・毛の近くでは，1 本の有髄神経が枝分かれをし，その先にメルケ
ル盤が結合している。

・メルケル盤は表皮への持続的な接触刺激や体毛の動きを知覚し

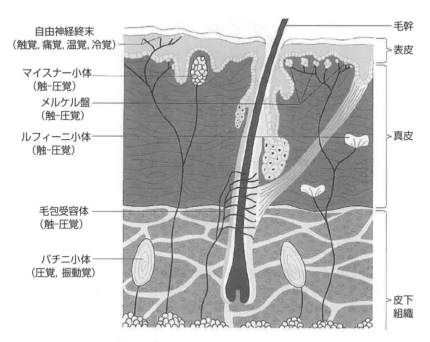

出典：渡辺皓（編著）（2016）解剖学：人体の構造と機能　新訂版. サイオ出版.

図 5 - 12　皮膚の感覚受容器

て，触 – 圧覚の受容器として働く。

- ●ルフィーニ小体
  - ・足底部の皮下組織に多く見られる。
  - ・神経線維が枝分かれして紡錘形の膨らみを形作り，周囲のコラーゲン線維 *6) に接着している。
  - ・コラーゲン線維が伸びたり縮んだりするのを知覚する際に，触 – 圧覚を受容する。
- ●毛包受容体
  - ・毛のある皮膚で柵状に神経線維が毛包を取り囲み，つくられた受容体である。
  - ・毛包受容体は神経線維の隙間はシュワン細胞で埋められている。
  - ・毛の動きを知覚して，触 – 圧覚を受容する。
- ●自由神経終末
  - ・知覚神経の末端が，神経線維むき出しのままで終わっているものを指す。
  - ・皮膚の感覚神経で最も多く見られ，真皮に神経線維が枝分かれをして広がっている。
  - ・表皮の顆粒層まで伸びているものある。
  - ・触覚のほかに，痛覚，温冷覚を受容する。
- ●クラウゼ小体
  - ・マイスナー小体よりもやや大きく，真皮に存在する。
  - ・糸球状の神経線維が結合組織の被膜に包まれている構造をしている。
  - ・冷覚の受容器であるという説もあるが，現在では機械的刺激の受容器であると考えられている。
  - ・マイスナー小体と構造や機能が類似しているので，マイスナー小

---

*6)　タンパク質であるコラーゲンが糸状になったもの。結合組織の主成分となっている。

体の一種と考えられている。

 以上が，皮膚に存在する感覚受容器である。次に，それぞれの感覚が
これらの受容器によってどのように受容されるのかを見ていきたい。

- ●触－圧覚
  - ・皮膚に触れた機械的圧力が刺激となって生じる感覚である。
  - ・触－圧覚の受容器は，マイスナー小体，パチニ小体，メルケル盤，
    ルフィーニ小体，毛包受容体，自由神経終末，クラウゼ小体である。
  - ・それぞれの受容器は順応する速度に違いがみられ，パチニ小体が
    最も速い。
  - ・メルケル盤やルフィーニ小体は順応が遅く，これらの受容器は持
    続的な刺激に対して神経興奮を多く誘発する。

- ●温覚・冷覚
  - ・自由神経終末の刺激によって生じる。
  - ・約32℃の皮膚温度よりも温かい温度で反応する自由神経終末は
    温受容器，皮膚温度よりも低い温度で反応する自由神経終末は冷
    受容器として働く。
  - ・皮膚温度と同じくらいの温度では，温受容器，冷受容器は機能し
    なくなり，外界の温度を感じなくなる。そのため，この温度は不
    感温度と呼ばれている。
  - ・温度が極端に高くなったり，あるいは低くなったりすると，温度の
    受容器は興奮せずに痛覚受容器が興奮し，痛みを感じることになる。

- ●痛覚
  - ・痛覚の受容器は，皮膚のすべての部位に分布し，温度の受容器と

　同じく自由神経終末が受容器として働く。

・痛覚は，温度刺激のほか，機械刺激や化学刺激などによって痛覚
　受容器が興奮した際に生じる。

・痛覚を引き起こす刺激の多くが組織を損傷または破壊する侵害刺
　激であるため，痛覚受容器は侵害受容器と呼ばれる。

　皮膚感覚の伝導路は脊髄後索路，前脊髄視床路，外側脊髄視床路の3
つに分かれる（図5-13）。各伝導路の神経は，有髄線維のAβ神経線
維，Aδ神経線維，無髄線維C神経線維があり，伝導速度はAβ，Aδ，
Cの順で遅くなる。脊髄後索路は一部の触-圧覚を伝え，そのほかに関
節，腱，骨膜，骨格筋など，体の深部にある受容器からの感覚，すなわ
ち深部感覚も伝える。後索路を通る情報は，脊髄後根を経て同側性に後
索を上行し，延髄の内側毛帯の手前で交叉して反対側をさらに上行す

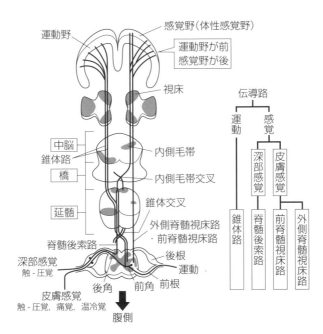

図5-13　皮膚感覚の伝導路

る。この交叉を内側毛帯交叉と呼ぶ。最終的には大脳皮質の感覚野に情報は到達する。そして，この時，情報を伝えるのは有髄の Aβ 神経線維である。

痛覚と温度覚，さらに一部の触−圧覚は，脊髄視床路を経由して情報を伝える。この時，機械的な鋭い痛みや温度覚は有髄の Aδ 神経線維を，鈍い痛みと温度覚の一部は無髄 C 神経線維を伝わる。これらの情報は脊髄後根から脊髄後角に至ってシナプスを越え，次の神経細胞は正中で交叉して反対側の前索または側索から脊髄を上行する。Aδ 神経で伝わる情報は前脊髄視床路を，C 線維で伝わる情報は外側脊髄視床路を通り，どちらも最終的には体性感覚野に至る。

痛覚および触−圧覚の障害には様々なものがある。痛覚の障害として代表的なものに，痛覚過敏やアロデニアがある。痛覚過敏とは損傷や炎症によって，痛みの刺激に対して通常より過剰に痛みを感じることを指す。アロデニアは，本来，痛みとして感じない触覚刺激を痛みとして感じる症状を指す。例えば，片頭痛などで三叉神経が刺激されて，頭部の末梢神経が過敏に知覚して頭部アロデニアが起こることがある。また，障害ではないが，痛覚で良く知られた現象に関連痛がある。これは，内臓，筋肉，関節などの損傷によって生じ，特に，狭心症や心筋梗塞の関連痛は有名である。心臓にこのような障害が起こると，離れた頸部や上肢の皮膚に強い痛みを感じることがある。これは，内臓感覚には固定した求心性感覚神経がなく，内臓と皮膚の求心性感覚神経が，同じ脊髄のルートで接続していることから起こると考えられている。

痛覚以外の感覚の障害としては，糖尿病によるしびれ，感覚低下などがある。これは糖尿病による末梢神経の機能障害が原因である。このほかに，発症の仕組みはわかっていないが，蟻が皮膚の上を歩き回るようなムズムズした感覚に襲われるレストレスレッグス症候群がある。これ

は脊髄のルートというよりは，脳のドーパミン情報伝達や鉄の代謝異常が原因ではないかと言われている。

　最後に心理学でよく話題にされる痛覚障害として，幻肢痛を紹介する。これは，怪我や病気によって四肢を切断した患者の多くが体験する難治性の疼痛で心身症に該当する。詳しい原因は判っていないが，脳の体性感覚野にある体の各部位に対応するマップが，その部位を失ったことで再構成されることが影響しているという考え方がある。主観的な痛みとして，電流を流した万力で潰されるような痛みがあるようだ。治療では，痛みを感じているはずの部位は実際には失われているため，痛み止めの薬や麻酔などは効果がない。内部に鏡の仕切りがある箱に失っていない手を入れ，鏡を覗き込みながら，つまり失った四肢の側を鏡で隠しながら，存在する四肢を鏡に映して「グー・パー」などと動かすことで痛みが消える，または緩和する，という治療法がある。この治療法は鏡療法，鏡治療，ミラーセラピーなどと呼ばれているが，効果には個人差があり，決定的な治療法は見つかっていないのが現状である。

演習問題

【問題】

1. 鼓室の中には靭帯でつながれた3つの耳小骨である（　　　　），（　　　　），（　　　　）がある。

2. 卵形嚢，球形嚢，膜半規管を，まとめて（　　　　）と呼ぶ。

3. 嗅上皮には（　　　　），支持細胞および基底細胞がある。

4. 嗅神経の興奮は嗅球の僧帽細胞に伝達され，（　　　　）に伝わる。

5. （　　　　）は舌乳頭の表面にあり，（　　　　），支持細胞および基底細胞から作られる。

6. 味覚の興奮は，舌の前方 2/3 は（　　　），後方 1/3 は（　　　），軟口蓋や咽頭では（　　　）の求心性感覚神経を経て延髄の（　　　）に到達する。

7. （　　　）は，知覚神経の末端が，神経線維むき出しのままで終わっているものを指す。

8. 皮膚感覚の伝導路は（　　　），（　　　），（　　　）の3つに分かれる。

解答

1. ツチ骨，キヌタ骨，アブミ骨
2. 前庭器官
3. 嗅細胞
4. 嗅覚野
5. 味蕾，味細胞
6. 顔面神経，舌咽神経，迷走神経，孤束核
7. 自由神経終末
8. 脊髄後索路，前脊髄視床路，外側脊髄視床路

引用・参考文献

1. 渡辺皓（編著）（2016）解剖学：人体の構造と機能　新訂版．サイオ出版．
2. 藤田恒夫（2012）入門人体解剖学 改訂第5版．南江堂．
3. 岡田忍（監修）（2016）看護のための症状 Q&A ガイドブック．サイオ出版．
4. 髙瀬堅吉（2020）心理職のための身につけておきたい生物学の基礎知識．誠信書房．
5. 増田敦子（2015）身体のしくみとはたらき―楽しく学ぶ解剖生理．サイオ出版．
6. 髙木雅行（1989）感覚の生理学．裳華房．

6 ｜ 記憶の生物学的基礎

《**本章の目標＆ポイント**》　第6章では，長期増強，長期抑圧など，記憶の生物
学的基礎について学ぶ。また，健忘を呈した患者の代表的な臨床例をとりあ
げ，脳における記憶の局在について理解することを目標とする。
《**キーワード**》　宣言的記憶，非宣言的記憶，長期増強，長期抑圧，NMDA 受
容体，AMPA 受容体，アセチルコリン，ドーパミン，健忘，アルツハイマー
型認知症

1．記憶の神経基盤

　記憶とは，学習の結果，蓄えられた情報のことである。そして，記憶
には，次に示す複数の種類がある。
- 宣言的記憶
  - ・意識にのぼる記憶であり，事実や出来事に関する情報である。
  - ・海馬と呼ばれる脳領域に蓄えられる。

- 非宣言的記憶
  - ・意識にのぼらない記憶である。
  - ・技術に関する記憶である手続き的記憶が含まれ，手続き的記憶は
    線条体に情報が蓄えられる。
  - ・レスポンデント条件づけが含まれ，レスポンデント条件づけは扁
    桃体や小脳などに情報が蓄えられる。

・反射などのように単独の刺激で生じる反応である非連合学習が含まれ，非連合学習は脊髄などに情報が蓄えられる。

　記憶は学習時に起こる長期増強が神経基盤であると考えられている。そのため，この長期増強は記憶痕跡とも言われている。学習については次章で詳しく学ぶが，各学習にかかわる脳部位は異なり，知覚学習は感覚野，運動学習は運動野，刺激－反応学習は感覚野と運動野をつなぐ神経系が主にかかわる。関係学習はより複雑な学習で，出来事，エピソード，場所についての記憶など，刺激と刺激の関係性，時間的順序などの学習を指し，関係する脳部位は広範に及ぶ。これは洞察学習や社会的学習も同様である。ただ，学習の際に共通して起こる仕組み，つまり学習の神経基盤は同じだと考えられている。

　では，学習の神経基盤とは具体的にはどのようなものなのであろうか。第1章で紹介したドナルド・O・ヘッブ（Donald O. Hebb）は1949年の著書の中で，神経細胞と神経細胞が連絡を取り合うシナプスの構造的，機能的変化が，学習の神経基盤であるという大胆な仮説を述べ，これはのちにヘッブ則と呼ばれるようになった。1966年，テリエ・レモ（Terje Lømo）が，このヘッブ則を支持する知見を報告した。レモは特定の神経細胞に高頻度で電気刺激を加えると，その神経細胞が情報を伝えるシナプスの伝達効率が上昇することを明らかにし，これを長期増強と呼んだ（図6-1）。

　その後，電気刺激が低頻度であると，シナプスの伝達効率が低下することが明らかとなり，これは長期抑圧と呼ばれた。では，これら長期増強や長期抑圧は本当に学習の神経基盤なのだろうか。ノーベル生理学・医学賞受賞者である利根川進先生の研究グループは，関係学習の一種である空間学習に関わる海馬で長期増強が起きないマウスを作り出し，そ

のマウスで空間学習能力が低下していることを報告した。また，別のグループは，刺激－反応学習の一種である恐怖条件づけ学習に関わる扁桃体で長期増強を障害すると，学習の成立に影響を与えることを報告した。さらに，別の研究グループは，ドギーと名付けられた長期増強が起こりやすいマウスをつくりだした。ドギーは多くの学習課題で通常のマウスよりも良好な成績を収めることが見出されている。これらの研究は，長期増強をはじめとするシナプスの伝達効率の変化が学習の神経基盤であることを示唆する知見である。

　長期増強が起きるためにはグルタミン酸受容体の一種である NMDA 受容体が必要である。NMDA 受容体は，通常の状態ではマグネシウムイオン（Mg^{2+}）が蓋をしており，カルシウムイオン（Ca^{2+}）が流入しないようになっている。神経細胞が強く脱分極すると Mg^{2+} がはずれて Ca^{2+} が流入する。先述の長期増強が起こらないマウスは NMDA 受容体の数が極めて少ないマウスであり，一方，ドギーはそれが極めて多いマウスであった。この NMDA 受容体を開くための条件は2つある。1つはグルタミン酸が NMDA 受容体に結合することで，もう1つはその結合によりシナプス後膜が強く脱分極されることである。いったん NMDA

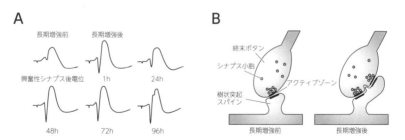

（A）長期増強前の興奮性シナプス後電位は，長期増強後に96時間経っても高い振幅を維持した。（B）長期増強後のシナプスでは，情報伝達を行うアクティブゾーンの面積が，長期増強前に比べて増加した。

出典：N.R. カールソン（著）・泰羅雅登・中村克樹（監訳）（2008）カールソン神経科学テキスト 脳と行動 第2版. 丸善株式会社.

図6-1　長期増強による興奮性シナプス後電位およびシナプスの形態の変化

受容体が開くと，大量の Ca^{2+} が神経細胞に流入する。

　このイオンの流入はシナプス後膜上にグルタミン酸受容体の一種である AMPA 受容体を増加させ，これが長期増強の分子機構の1つであると考えられている。一方，長期抑圧は AMPA 受容体のシナプス後膜上における減少が分子メカニズムの1つであると考えられている。また，シナプス後膜に流入したカルシウムイオンの作用によって一酸化窒素（NO）が産生され，それがシナプス前膜へ情報を伝達する。その結果，シナプス前膜から分泌されるグルタミン酸の量が増加または減少し，これも長期増強または長期抑圧の分子機構の1つと考えられている（図6 −2）。

　長期増強に関する研究の多くが，海馬におけるグルタミン酸伝達系に

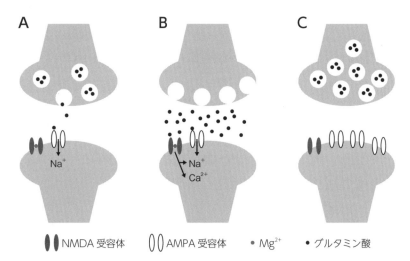

（A）NMDA 受容体は，通常の状態ではマグネシウムイオン（Mg^{2+}）が蓋をしており，カルシウムイオン（Ca^{2+}）が流入しないようになっている。（B）神経細胞が強く脱分極すると Mg^{2+} がはずれて Ca^{2+} が流入する。（C）このイオンの流入はシナプス後膜上にグルタミン酸受容体の一種である AMPA 受容体を増加させ，さらに，シナプス前膜から分泌されるグルタミン酸の量も増加する。

図6−2　長期増強の分子メカニズム

焦点を当てたものであった。しかし近年，様々な脳部位でグルタミン酸伝達系以外のシナプス伝達系で長期増強が報告されている。これはNMDA受容体が関与する長期増強とは異なる特性を有している。したがって，NMDA受容体の関与した長期増強のメカニズムの解明は学習の神経基盤の完全な理解に向けての最初のステップである。最終的には各タイプの長期増強の特性を明らかにし，それらが，どのようにして学習に関与するかを理解することが重要となる。

　これらの学習の成立には強化と，その背景にある動機づけが重要な役割を果たしている。この強化ならびに動機づけの神経機構は脳内自己刺激の研究から，腹側被蓋野から海馬，扁桃体，側坐核，前頭連合野（前頭前野）などへ投射するドーパミン作動性神経の働きであることが報告されている。ドーパミン受容体の阻害薬を利用した実験から，ドーパミン作動性神経は長期にわたり持続する長期増強の惹起に必要であることが報告されている。ドーパミン以外にアセチルコリンも長期増強の惹起に重要な役割を果たしている。海馬で分泌されるアセチルコリンは脳波の種類の一つであるシータ波を発生させて長期増強が起きやすい状態をつくる。アルツハイマー型認知症の患者ではアセチルコリンを分泌する細胞が変性，脱落を起こす。そのため，長期増強が起きづらくなり，学習・記憶機能が低下するという考え方がある。アセチルコリンとドーパミンの働きについてわかりやすく述べるのであれば，アセチルコリンは集中力を保つ働きを持ち，ドーパミンは興味がある対象に出会った際に分泌される。同じ情報でも，集中力を発揮し，好奇心を持って取得すれば，記憶に残りやすいことは言うまでもない。そのため，これらの神経伝達物質は長期増強を促進するのである（図6-3）。

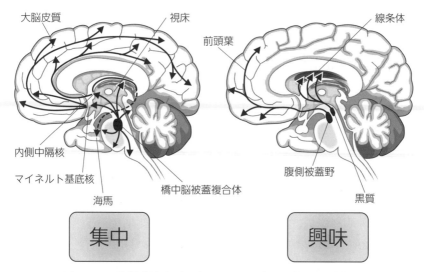

図6-3　長期増強を引き起こしやすくする神経伝達物質

2. 健忘

　健忘とは，記憶障害のうち，特に宣言的記憶の障害された状態を指す。この中で，新しい情報の学習が困難になる健忘を順向性記憶障害と呼ぶ。純粋な順向性記憶障害を呈する人は，脳損傷が起こる前の出来事は思い出せるが，損傷後に得た情報を保持できない。一方，脳損傷の前に起こった出来事が思い出せないことを逆行性記憶障害と呼ぶ。記憶障害をこのように区別することは可能なのだが，純粋な順向性記憶障害は稀で，実際は脳損傷より前の，ある期間に起こった出来事に対する逆行性記憶障害を伴うことが多い。健忘のうち，順向性記憶障害は内側側頭葉を含む海馬の損傷によって起こることが報告されている。

　H.M. と呼ばれた患者の症例報告によると，癲癇治療の試みとして内

側側頭葉を含む海馬の切除手術を受けた H.M. は，手術前 2 年間に起こった出来事に関しては軽度の逆行性記憶障害を示したが，さらに以前の記憶はほぼ正常に保たれていた。また，重度の順向性記憶障害を呈し，短期記憶能力は正常であったが，長期記憶の形成は極めて困難だったことが報告されている。

　その後も両側の海馬に損傷がある患者の例が続々と報告された。1986年，患者 R.B. の症例が，別の研究グループによって報告された。R.B. は冠動脈バイパスの手術中，脳虚血に陥った。事故発生から 5 年後に R.B. は神経心理学的な試験を受けた。H.M. の場合と同様に，R.B. は顕著な学習，記憶障害を呈したが，手術前の記憶に関しては，ほとんど障害が認められなかった。R.B. の死後，脳を解剖したところ，症状に関係していそうな病理的な変異は，海馬 CA1[1] の錐体細胞の完全な脱落のみであった。R.B. の健忘は H.M. よりも症状が軽かったので，学習，記憶障害の程度は，海馬や周辺の皮質がどの程度の範囲まで損傷を受けたかに依存していると考えられる。

　このように海馬が障害されて健忘を示す患者では，非宣言的記憶は正常であった。例えば，H.M. は手続き的記憶力を測定する鏡映描写課題では，正常な方と変わらない成績をおさめている。鏡映描写課題とは，鏡に映った像を見ながら，行動をコントロールすることを学習する実験である（**図6-4**）。この課題では，鏡に映った像は上下が逆になるので，「手からくる動きの情報」と「目からくる動きの情報」が一致しない。それを使って未経験の世界を作り出す。例えば，**図6-4**の①〜③にあるように鏡に映った像を手がかりに星型のルートを，はみ出さないようにたどる鏡映描写課題がある。この課題では，ルートからはみ出た回数，スタートからゴールまでにかかった時間などを記録する。通常は，誤りの回数は回を追うごとに減少し，H.M. もこの課題では健常者と同じよう

---

*1)　海馬は複数の領域に別れており，CA1 はそのうちの 1 つである。

に誤りの回数が減少した。ここから，手続き的記憶が適切に保たれていることがわかる。

このような脳の物理的な障害ではなく，病気によって健忘が引き起こされる病気の一つにアルツハイマー型認知症がある。アルツハイマー型認知症では，海馬，嗅内皮質，大脳皮質（特に前頭葉と頭頂葉），マイネルト基底核，青斑核，縫線核などの脳部位に顕著な萎縮が起こる。また，脳には長いβアミロイドからなる沈着物で構成されるアミロイド斑と神経原線維変化が認められる。神経原線維変化はリン酸化されたタウタンパク質が神経細胞内に蓄積したものである。

アルツハイマー型認知症は，以下の3つの基準で診断される。

- 記憶，学習，および少なくとも1つのほかの認知領域の低下の証拠が明らかである。

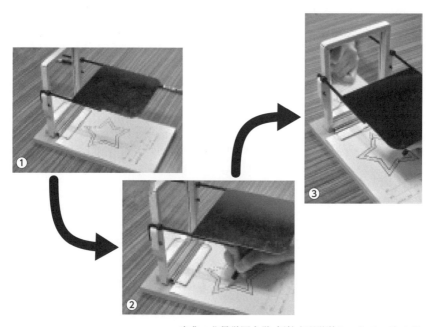

出典：北星学園大学 福祉心理学科ホームページ より

図6-4 鏡映描写課題

- 着実に進行性で緩徐な認知機能の低下があって，安定した状態が続くことはない。
- 混合性の病因の証拠がない（ほかの神経疾患，精神疾患，または全身性疾患がない）。

日本は人口に占める高齢者の割合（高齢化率）がほかの先進国に比べて極めて高く，65 歳以上の人口が全人口の 28.7％を超える超高齢社会に，世界に先駆けて突入した。今後，医療関係者でなくとも認知症を患った方に出会うことがしばしばあるだろう。

　現在，米国食品医薬品局では，次に示す 4 つのアルツハイマー病治療薬を承認している。

- ドネペジル（日本名：アリセプト®，ドネペジル®）
- リバスチグミン（日本名：イクセロンパッチ®／リバスタッチパッチ®）
- ガランタミン（日本名：レミニール®）
- メマンチン（日本名：メマリー®）

これらの医薬品は，神経伝達物質をコントロールすることで，減少する神経細胞が担っている働きを補う。そして，その効果として思考，記憶および発語能力を維持し，行動異常や精神症状の改善にも役立つ可能性がある。しかし，これらの医薬品は，アルツハイマー病の病態そのものの進行に変化を与えるものではなく，人によって有効な場合もそうでない場合もあり，また，限られた期間のみしか効かない場合もある。

3. 記憶に関する最新の研究動向

　前述の利根川進先生の研究グループは，マウスの脳の特定の神経細胞

を光で刺激して，特定の記憶を呼び起こさせることに成功した。これにより，脳の物理的な機構の中に記憶が存在することが初めて実証された。記憶は，時間や場所，またはその経験を含むあらゆる感覚とともに，完全に呼び起こすことができると考えられ，これは「記憶の痕跡」として脳に残されると考えられてきた。これはエングラムとも呼ばれている。しかし，エングラムはあくまでも概念に過ぎず，その実態が脳内の神経細胞の物理的なネットワークによるものかどうかが，これまでわかっていなかった。

　同研究グループは，最先端の遺伝子工学と光の照射で，特定の神経細胞のオン・オフを制御する光遺伝学（オプトジェネティックス）をマウスに適用して，エングラム学説の謎に挑んだ。はじめに，学習がおこって，海馬の特定の神経細胞が活動すると，これらの細胞が光に反応する「チャネルロドプシン」とよばれるタンパク質が発現されるような，遺伝子改変マウスを作製した。学習場面として，ある環境下で足に軽い電気ショックを与えると，マウスが環境とショックの関係を覚える恐怖条件づけを用い，条件づけ後にマウスを，電気ショックを与えた環境に置き，当時の状況を思い出させて，その結果，恐怖による「すくみ（不動でうずくまった姿勢）」が生じるかを確認した。通常，この「すくみ」は，電気ショックを受けた環境でしか生じないが，利根川先生の研究グループは，学習したマウスをまったく別の環境に移し，学習中にオンになった細胞群に直接光を照射して再びオン状態にして，「すくみ」の行動を喚起させることに成功した（図6-5）。つまり，人為的に特定の神経細胞を活動させることで，記憶を呼び起こすことに成功したのである。この成果は，記憶が特定の脳細胞に物理的に存在することを示しただけでなく，より一般的に，心というものが物質の変化に基づいていることを示す証拠となる。この研究で活用された光遺伝学という実験手法は，

2005 年に登場した。この手法は，標的とする神経細胞のオン／オフを光照射で制御可能にする技術で，光を受けて細胞を活性化させる機能を持ったタンパク質を，遺伝子組み換えにより神経細胞に強制的に発現させる。

　利根川先生は「特定の記憶を呼び起こすといった高度な認識に基づく行動を，光刺激という極めて具体的な物理的手法で，哺乳動物の特定の脳細胞を刺激し引き出すことに成功した。これは，これまで観察された事例から想定された『心は物質に基づく』という仮説を検証するため，改めて綿密に計画した 21 世紀の実験です」と語っている。また，16 世紀のフランス哲学者が書いた「我思う，故に我あり」に触れて，「ルネ・デカルトは，心が自然科学で研究できるとは信じていませんでした。しかしデカルトは間違っていました。この実験法は，記憶の想起のような心の現象が物質の変化に基づいていることを実証する究極的な方法で

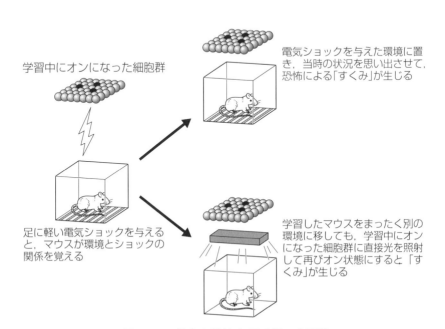

図 6-5　特定の記憶を呼び起こす実験

す」と語っている。第1章で紹介した神経・生理心理学の歴史に，まさ
に新たな一歩を刻んだ研究が，近年行われたのである。

演習問題

【問題】

1. （　　　）は意識にのぼる記憶であり，事実や出来事に関する情報で
   ある。これは海馬と呼ばれる脳領域に蓄えられる。一方，（　　　）
   は意識にのぼらない記憶である。
2. 記憶は学習時に起こる（　　　）が神経基盤であると考えられてい
   る。そのため，この（　　　）は（　　　）とも言われている。
3. ヘッブは，1949年の著書の中で，神経細胞と神経細胞が連絡を取り
   合うシナプスの構造的，機能的変化が，学習の神経基盤であるとい
   う大胆な仮説を述べ，これはのちに（　　　）と呼ばれるようにな
   った。
4. レモは特定の神経細胞に高頻度で電気刺激を加えると，その神経細
   胞が情報を伝えるシナプスの伝達効率が上昇することを明らかに
   し，これを（　　　）と呼んだ。
5. 電気刺激が低頻度であると，シナプスの伝達効率が低下することが
   明らかとなり，これは（　　　）と呼ばれた。
6. 長期増強が起きるためにはグルタミン酸受容体の一種である
   （　　　）が必要である。
7. NMDA受容体は，通常の状態では（　　　）が蓋をしており，
   （　　　）が流入しないようになっている。神経細胞が強く脱分極す
   ると（　　　）がはずれて（　　　）が流入する。
8. NMDA受容体が開くと，大量のカルシウムイオンが神経細胞に流

入し，このイオンの流入はシナプス後膜上にグルタミン酸受容体の
一種である（　　　）を増加させる。

9. シナプス後膜に流入したカルシウムイオンの作用によって
（　　　）が産生され，それがシナプス前膜へ情報を伝達する。その
結果，シナプス前膜から分泌される（　　　）の量が増加または減
少し，これも長期増強または長期抑圧の分子機構の 1 つと考えられ
ている。

10. 海馬で分泌される（　　　）は（　　　）を発生させて長期増強が
起きやすい状態をつくる。

[解答]
1. 宣言的記憶，非宣言的記憶
2. 長期増強，長期増強，記憶痕跡
3. ヘッブ則
4. 長期増強
5. 長期抑圧
6. NMDA 受容体
7. マグネシウムイオン，カルシウムイオン，マグネシウムイオン，カ
ルシウムイオン
8. AMPA 受容体
9. 一酸化窒素，グルタミン酸
10. アセチルコリン，シータ波

142

引用・参考文献

1. N.R. カールソン（著）・泰羅雅登・中村克樹（監訳）（2008）カールソン神経科学テキスト 脳と行動 第2版．丸善株式会社．
2. Tsien, J. Z., Huerta, P. T., Tonegawa, S., 1996, The essential role of hippocampal CA1 NMDA receptor-dependent synaptic plasticity in spatial memory. Cell. 87 : 1327-1338.
3. Rumpel, S., LeDoux, J., Zador, A., Malinow, R., 2005, Postsynaptic receptor trafficking underlying a form of associative learning. Science. 308 : 83-88.
4. Tang, Y. P., Shimizu, E., Dube, G. R., Rampon, C., Kerchner, G. A., Zhuo, M., Liu, G., Tsien, J. Z., 1999, Genetic enhancement of learning and memory in mice. Nature. 401 : 63-69.
5. Scoville, W. B., Milner, B., 1957, Loss of recent memory after bilateral hippocampal lesion. J. Neurol. Neurosurg. Psychiatry. 20 : 11-21.
6. Zola-Morgan, S., Squire, L. R., Amaral, D. G., 1986, Human amnesia and the medial temporal region : Enduring memory impairment following a bilateral lesion limited to field CA1 of the hippocampus. J. Neuroscience. 6 : 2950-2967.
7. Liu, X., Ramirez, S., Pang, P. T., Puryear, C. B., Govindarajan, A., Deisseroth, K., Tonegawa, S., 2012, Optogenetic stimulation of a hippocampal engram activates fear memory recall. 484 : 381-385.

さらに詳しく学びたい方のために

山鳥重（2002）記憶の神経心理学（神経心理学コレクション）．医学書院．

7 | 学習・認知の生物学的基礎

《**本章の目標＆ポイント**》　第7章では，レスポンデント条件づけやオペラント条件づけの生物学的基礎を学ぶ。また，学習の過程で重要な役割を示す脳内報酬系と，その異常である依存について理解することを目標とする。さらに，空間認知など，より高次な機能の生物学的基礎についても学ぶ。
《**キーワード**》　レスポンデント条件づけ，扁桃体，海馬，前頭連合野（前頭前野），オペラント条件づけ，側坐核，報酬系，ドーパミン，依存症，空間認知，アセチルコリン，シータ波

1. 学習とは

　学習と聞くと，「勉強」をイメージする人が多いと思うが，心理学における学習とは「経験による行動の持続的変化」，あるいは「行動の可能性の変化」を指す。前述の「勉強」も，書きとりや計算の繰り返しという「経験」を通じて，これまで解けなかった問題が解けるようになるという「行動の変化」がみられるため，心理学の「学習」に含まれる。このように，心理学における「学習」という用語は，日常的に使う「学習」を含む広い意味で用いられる。そして，その学習がどのように起きるのかを説明したものが「学習理論」である。この章では，心理学で扱う学習の基本理論を紹介し，さらに，その生物学的基礎について学ぶ。

2. レスポンデント条件づけ

レスポンデント条件づけとは,「特定の反応を誘発しない刺激が,特定の反応を誘発する刺激と一対で繰り返し呈示されることによって,その刺激と連合されるようになる学習」を指す。難しく思えるかもしれないが,まずは以下の4つの言葉の意味をおさえて,レスポンデント条件づけについて学んでいってほしい。その4つとは,「無条件刺激」,「無条件反応」,「条件刺激」,「条件反応」である。

- 無条件刺激(unconditioned stimulus:UCS):
  自動的に反応を誘発する刺激を指す。例えば食物が舌を刺激すると唾液が分泌されるが,この時の食物は唾液分泌を引き起こすUCSとなる。

- 無条件反応(unconditioned response:UCR):
  UCSで誘発される反応を指し,これは先ほどの食物摂取で引き起こされた唾液分泌にあたる。

- 条件刺激(conditioned stimulus:CS):
  学習された刺激を指し,これは,もともとは反応を誘発しない刺激である。

- 条件反応(conditioned response:CR):
  CSで誘発される反応を指す。

図7-1に示したように,条件づけ前ではCS(光)は犬に対して無反応,もしくは関連のない反応を引き起こすが,UCS(食べ物)はUCR

（唾液分泌）を引き起こす。ところが，CS（光）と UCS（食べ物）を一対で繰り返し呈示することによって，光でも唾液分泌を引き起こすようになる。これがレスポンデント条件づけで生じた学習である。

　レスポンデント条件づけで生じる学習を，実は皆さんは日常生活で体験している。今から梅干を思い浮かべてほしい。口の中に唾液があふれてこないだろうか。本来だったら梅干の酸味が舌を刺激するまで唾液は分泌されない。この場合，酸味が UCS で唾液分泌が UCR である。ところが皆さんは，これまでの経験の中で CS である梅干しの色や形状が UCS である梅干しの酸味と対で呈示されてきたため，梅干しを見ただけで，または思い浮かべただけで CR として唾液分泌が起こってしまうのだ。このようにレスポンデント条件づけで成立した学習は，実は日常生活の随所にみられる。

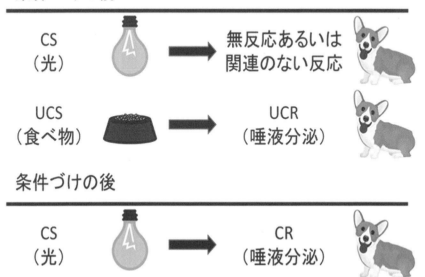

出典：永井良三（監修）・自治医大総合教育（編集）(2016) 医と知の航海. 西村書店から作成.

図7-1　レスポンデント条件づけ

　また，日常生活だけでなく医療の臨床場面でもレスポンデント条件づけによって説明できる現象がある。心理学者のジョン・B・ワトソン（John B. Watson）とロザリエ・A・レイナー（Rosalie A. Rayner）が1920年に行った実験では（Watson & Rayner, 1920），アルバートという坊やに，坊やがもともと怖い「音」をUCSとして，そして「白いもの」をCSとして一対で繰り返し呈示し，白いものに恐怖を感じて泣く，いわゆる「白いもの恐怖症」のような状態を作り出した（図7-2）。

　これによって恐怖症をレスポンデント条件づけの理論から説明できるようになり，その後の恐怖症に関する研究が飛躍的に進展した。レスポンデント条件づけで生じた学習，つまりCRは，CSだけを単独で呈示すると次第に起きなくなる。例えば，アルバート坊やに白いものだけを単独で呈示し続けると，はじめはCRとして恐怖反応が起きるが，次第に恐怖反応は減少する。この現象はレスポンデント条件づけの消去と呼ば

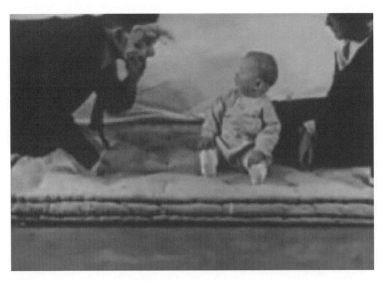

出典：Watson, J. B., and Rosalie, R. A., 1920, Conditioned emotional reactions. J. Exp. Psychol. 3 : 1-14.

図7-2　白いお面を見せられて怖がるアルバート坊や

れている。この消去の手続き（原理）は，恐怖症の治療にも用いられている。レスポンデント条件づけは，古典的条件づけ，パブロフ型条件づけなどとも呼ばれていることを覚えておいてほしい。

　では，このレスポンデント条件づけの生物学的基礎はどのようなものなのであろうか。レスポンデント条件づけについて，薬理学的解析や損傷実験を用いた研究から，条件づけの獲得，その後の記憶の形成，貯蔵，そして，想起には扁桃体が中心的な役割を果たすことが明らかにされている。しかし，音のような単純な刺激との連合ではなく，エピソードのような複合的な刺激との連合には，扁桃体以外に海馬も重要な役割を果たすことが明らかにされている。また，前述のレスポンデント条件づけの消去には前頭連合野（前頭前野）と扁桃体が中心的な役割を担っており，海馬も，その制御に重要な役割を果たす。

　扁桃体は複数の領域に分けられているが（図 7-3），例えば，音と電気ショックを対呈示するレスポンデント条件づけ，すなわち恐怖条件づけでは，扁桃体の中でも扁桃体外側核が，聴覚皮質や視床の内側膝状体などから入力を受け，皮質や視床と扁桃体との間のインターフェイス的な役割を果たしていると考えられている。特に重要な点として，扁桃体外側核の興奮性の神経細胞が恐怖条件づけの記憶痕跡として機能していること，条件づけ後に神経の可塑的変化が誘導されることも明らかにされており，恐怖条件づけの獲得やその記憶の保持に重要な役割を果たしている。

　一方，扁桃体中心核は恐怖条件づけにおける恐怖反応の表出を制御することも明らかにされている。扁桃体中心核は，扁桃体外側核からの直接経路と，扁桃体外側核から扁桃体基底核を経由する間接経路により制御を受ける。最近の解析から，扁桃体中心核も，視床からの直接的な入力を受けていることが示唆されており，恐怖条件づけの獲得と固定化に

必要であることも明らかになりつつある。扁桃体中心核はさらにいくつ
かの領域に分類され，中でも，正中中心核はこれまで中心核の役割と考
えられてきた恐怖反応を表出する役割を果たすが，外側中心核は，
GABAを分泌する神経細胞を中心に構成され，正中中心核を持続的に抑
制している。そして，この抑制の解除により，恐怖条件づけの条件刺激
に対する恐怖反応が誘起される。中心核からの直接的な投射先は，外側
視床下部と中脳中心灰白質であり，これらの領域が活動することにより
血圧の増加やすくみなどの恐怖反応の表出が引き起こされる。

　扁桃体基底核は外側核からの投射を受け，この入力によって直接的
に，また，扁桃体に介在するGABAを分泌する神経細胞を介して間接的
に中心核を制御する。さらに，扁桃体基底核は前頭連合野からも投射を
受けており，この入力によって，恐怖条件づけの消去を制御する。

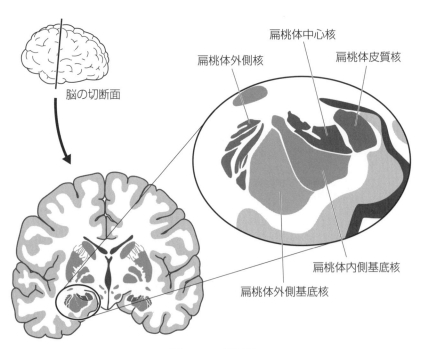

図7-3　扁桃体

3. オペラント条件づけ

　私たちは，ある行動が成功すればその行動をし続け，失敗すればまた別の行動を試みる。ある行動に引き続いて起こる事象の性質により，その行動が持続される，またはされなくなるタイプの学習をオペラント条件づけと呼ぶ。

　オペラント条件づけは，次の4つのカテゴリーに分けることができる。それらは，「正の強化」,「負の強化」,「正の罰」,「負の罰」である。

- **正の強化:**
  ある行動が快刺激を引き起こしたために，その行動の生起確率が上昇する現象。

- **負の強化:**
  ある行動が不快刺激を消失させたために，その行動の生起確率が上昇する現象。

- **正の罰:**
  ある行動が不快刺激を引き起こし，その行動の生起確率が減少する現象。

- **負の罰:**
  ある行動が快刺激を消失させ，その行動の生起確率が減少する現象。

　例えば，電車の中でお年寄りに席をゆずる場面を想像してほしい。席をゆずった際に「ありがとう」と感謝されたら嬉しい気持ちになるだろう。感謝された人はこれからも，お年寄りに席をゆずることが予想され

る。つまり，「お年寄りに席をゆずる」という行動の生起確率が上昇した
わけである。これは前述の4つのオペラント条件づけの中の「正の強
化」にあたる。次に，負の強化の例として，頭痛に見舞われた場面を想
像してほしい。「この薬，飲むと楽になるよ」と渡された薬を飲んだ際に
頭痛が解消されたならば，次に頭痛になった時には，その薬を飲むとい
う行動の生起確率が上昇するだろう。ある行動（＝薬を飲む）が不快刺
激（＝頭痛）を消失させたので，その行動（＝薬を飲む）の生起確率が
上昇したわけだ。

　ここからわかるように，オペラント条件づけにおける強化とは，行動
の生起確率が上昇することを意味する。そして，「正」とはある行動の後
に刺激が与えられることを，「負」とはある行動のあとに刺激が取り除か
れることを指す。また，この時，強化を引き起こす刺激のことを強化子
と呼ぶ。

　一方，罰は行動の生起確率が減少することを指す。つまり，正の罰と
は，何かの行動をした後に与えられた刺激で行動の生起確率が減少する
ことを指す。先ほど例に挙げた，お年寄りに席をゆずる場面で，もし席
をゆずった際に「年寄り扱いするな！」と怒られたならば，その人は今
後，お年寄りに席をゆずらなくなるだろう。つまり，行動の生起確率が
減少する。次に，負の罰の例としては，子どもがしつけでよく言われる
「悪いことをしたので今日は，おやつは抜きです」が挙げられる。ある行
動をした結果，楽しいおやつという刺激が取り除かれるとしたら，その
行動の生起確率は減少するだろう。以上がオペラント条件づけの基礎で
ある。最後に，オペラント条件づけは，道具的条件づけ，スキナー型条
件づけなどとも呼ばれていることを覚えておいてほしい。

　オペラント条件づけは，連続強化と部分強化（あるいは間欠強化）に
分けられる。連続強化は，ある行動が生起した際に毎回強化子を与える

強化である。部分強化は，2 回の行動につき 1 回の強化子を与える，または，ある行動が起きてから 10 分経って再びその行動が起きた時に強化子を 1 回与えるという具合に部分的に行動を強化するタイプの強化である。さらに，部分強化は，時間を基準にして強化子を配分する場合と，行動の回数を基準にして強化子を配分する場合があり，このような強化のタイミングの違いを強化スケジュールと呼ぶ。

　強化スケジュールの主なものには以下の 4 種類がある。

● 定比率スケジュール（fixed-ratio schedule：FR）：
　FR では，ある一定回数行動すると強化子が与えられる。日常生活における FR の例としては，出来高制の労働が挙げられる。つまり FR は，やった分だけ強化子が与えられるというスケジュールである。

● 変動比率スケジュール（variable-ratio schedule：VR）：
　VR は FR と同様に反応回数を基準として強化子が配分されるスケジュールだが，その比率が変動する。変動比率が 30 回というスケジュールの場合は，強化子が与えられる比率が平均 30 回というスケジュールであり，比率が 10 回の場合もあれば，50 回の場合もある。日常生活における VR の例としては，ギャンブルが挙げられる。ギャンブルのように報酬が強い効果を持つ場合は，いつあたるかわからなくても，あたれば報酬としての効果が絶大なため，行動が長く維持される。

● 定時間隔スケジュール（fixed-interval schedule：FI）：
　FI は，一度強化子が与えられると一定時間たたなければ次の強化子は与えられないというスケジュールである。日常生活における

FIの例としては，試験が迫ってこないと勉強しないという事態が挙げられる。勉強が楽しくて仕方ない場合は，それ自体が強化子となり，FIで勉強行動が維持されることはない。しかし，試験で嫌な点をとらないために勉強するという場合は，勉強行動は負の強化で維持されて，たいていは試験が近づかないと行わないため，強化スケジュールはFIになる。

● 変動間隔スケジュール（variable-interval schedule：VI）：
VIはFIと同様に時間を基準として強化子が配分されるスケジュールだが，その時間間隔が変動する。変動間隔が30秒というスケジュールの場合は，強化子を与えられる間隔が平均30秒というスケジュールであり，間隔が10秒の場合もあれば，50秒の場合もある。日常生活におけるVIの例としては，メールやSNSのメッセージのチェックなどが挙げられる。メールやメッセージはいつ来るかわからないため，講義中にチラチラとスマートフォンをチェックする学生の行動はVIで維持されているといえる。

これらの各スケジュールでは異なる行動パターンがみられる。行動パターンの違いは累積記録器といわれる特殊な記録装置を用いて観察できる。図7-4は，その累積記録器で記録した各スケジュールの累積反応曲線を示している。
横軸は時間で，縦軸は行動の頻度を示している。したがって，行動が行われない期間は平らな線で示される。反応曲線に散在する点は強化子が与えられた時点を示している。この累積反応曲線を見ると，FRやFIは，強化が与えられた後にしばらく行動が止む期間があるが，VRやVIでは，そのような休止期間はない。ギャンブルやスマホのチェックが，

　休止期間もなく続けられてしまうのは，強化スケジュールの違いが原因であることがわかる。そして，これがひどくなって，行動が止められなくなり日常生活に支障をきたし始めると，いわゆる「ギャンブル依存症」や「スマホ依存症」という状態になってしまう。

　オペラント条件づけの成立には強化と，その背景にある動機づけが重要な役割を果たす。この強化ならびに動機づけの神経機構は脳内自己刺激の研究から，腹側被蓋野から海馬，扁桃体，側坐核，前頭連合野などへ投射するドーパミン作動性神経の働きであることが報告されている（図7-5）。この一連の神経回路は報酬系と呼ばれ，ドーパミン受容体の阻害薬を利用した実験から，ドーパミン作動性神経は長期にわたり持続する長期増強の惹起に必要であることが報告されている。

　扁桃体は眼窩前頭皮質とともに，報酬の予期や，実際に生じた報酬と快情動とを関連づけることに重要な役割を果たす。さらに眼窩前頭皮質は，その得られた報酬の価値を判断する。また，ドーパミンの伝達により，海馬での記憶の形成が促進され，その報酬に関連した刺激や状況が記憶される。これは，その後の嗜癖の形成へとつながる。

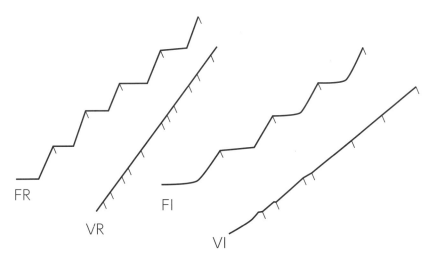

図7-4　4つの強化スケジュールの行動パターンの違い

　前頭連合野では，ドーパミンの伝達により，理性的思考が衝動行為を制御する機能が低下する。本来，報酬系は，食行動や性行動などの本能的行動を快感として感じることで，行動の継続を図る種の保存のためのシステムである。しかし，生存のための本能的行動が快感追求だけの目的で行われると，快感追求の継続と反復という嗜癖や依存に強く関わる神経回路として機能するようになる。

　ある特定の行動や一連の行動プロセス，また，ある物質の摂取によってもたらされる高揚感や不快感情の軽減は，一種の報酬効果となって反復化・習慣化する。そして，心理社会的もしくは健康上の問題をもたらしていることを知りながらも，その行動，そして物質の摂取をとめることができない状態に陥る。これが依存症である。依存症では，しばしばその行動に対する自己制御が困難な感覚も伴っており，この感覚の強い病態では，強迫との境界は不明瞭になる。しかし，強迫はそもそも本人がその行動を好んでおらず，一方，依存症では本人が自ら主体的にその

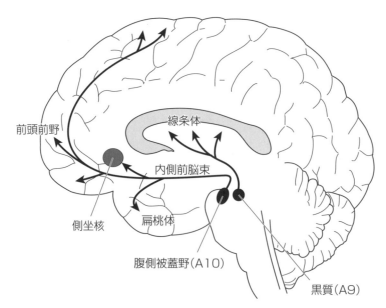

図7-5　ドーパミン作動性神経

行動維持や物質の摂取を選択しているという違いがある。

　前述の，特定の行動が止められないという状態は行動嗜癖と呼ばれ，病的ギャンブリングやインターネット・ゲーム障害，窃盗癖などのほか，頻回の買い物，暴力・虐待，自傷，性的逸脱行動，過食・嘔吐，放火，携帯電話の過度の使用など，多様な行動上の問題と関連しており，現状では様々なかたちで症状が出現する症候群と考えられている。行動嗜癖のなかには日常的で必要不可欠な社会的行為もあり，その点では，正常とのあいだに質的な差異はなく，あくまでも量的に逸脱した病態といえる。

4. 空間認知

　海馬は空間認知に関わる神経基盤として重要な役割を果たす。ラットやマウスなどの動物で海馬を破壊すると，空間認知能力を測定する課題の達成が困難となる。モリス水迷路は，空間認知能力を測定する課題の一つである（図7-6）。この課題では，ラットを乳白色の水を満たした小さなプールに入れて強制的に泳がせる。プールには動物からは見えないように小さなプラットホームを水面下に置いておく。このプラットホームは動物が水から逃避できるための浅瀬となっている。ラットは試験を繰り返すうちに実験室の様々な外的刺激，すなわち空間情報を手がかりにプラットホームの場所を学習していく。そして，水泳開始時点からプラットホームへ到達する時間は徐々に短縮されていく。海馬を破壊された動物では，この試験の成績が劇的に低下し，実質上まったくプラットホームの位置を覚えることができなくなる。また，同じく空間認知課題の一つである放射状迷路でも同様の結果が認められている。

　海馬の神経細胞はある環境に置かれると，何らかの刺激によって活性化されることが電気生理学的実験によって示された。例えば，迷路内を

自由に走り回るラットの海馬の神経細胞の個々の活動を記録すると，特定の細胞は迷路の特定の場所を走り抜ける時に活動することが解る。これは「場所細胞」と呼ばれる海馬の細胞である。こうしたデータから，外の世界を認知する地図が海馬の中に形成されているものと推測されている。より一般的な意味では，海馬の神経細胞は，様々に活性化されるユニットの組み合わせ，つまり第1章で紹介した細胞集成体として働くことで，現在の経験を内部表象していると考えることもできる。おそらく，こうした海馬の内部表象と，大脳皮質に存在するより詳細な経験情報が相互作用することによって，長期記憶が形成されるのであろう。これらの電気生理学的なデータが示唆することは，海馬の神経細胞がある特定の情報に選択的に反応する訳ではなく，むしろすべての情報の内部表象を一時的に記憶しておく，いわば短期記憶の貯蔵庫として働いてい

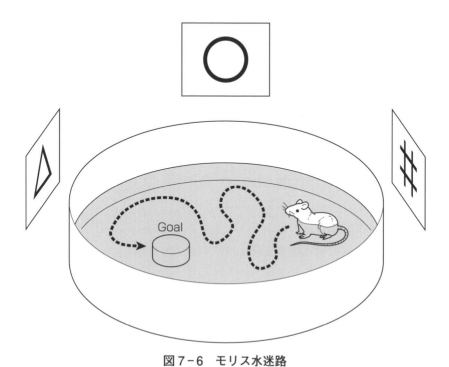

図7-6　モリス水迷路

るということである。この内部表象が後に再生されることで，大脳皮質
の長期記憶に置き換えられていくと考えられる。実際，深い眠りである
徐波睡眠中に海馬で覚醒時の行動が内部再生されることが，既に示唆さ
れている。

　海馬は非常に特徴的な電場の揺らぎ活動を示すが，これが空間認知に
関与している可能性がある。動物が環境を探索する時には，5 〜 10Hz
のシータ波の脳波が記録される。探索をやめ，静かにしている時は，シ
ータ波の変わりに，不規則に生じる大きな鋭波が記録される。これら二
つのタイプの脳波は相互に排他的であって，同時には生じない。シータ
波を出している時は，海馬は新しい内部表象を獲得しており，一方，鋭
波を出している時，または徐波睡眠中には，海馬は大脳皮質へと記憶の
固定を促進しているとの説もある。そして，このシータ波の発生に，神
経伝達物質であるアセチルコリンが重要な役割を果たしている。

　海馬への最も重要な調節性入力の 1 つは内側中隔核およびブローカ対
角帯を含む前脳基底部からの入力で，ここに細胞体を持つアセチルコリ
ンを分泌する神経細胞が脳弓を介して海馬に入る（**図 7 - 7**）。海馬の歯
状回と呼ばれる場所では，とりわけ強い投射が認められる。内側中隔核
およびブローカ対角帯から歯状回へはグルタミン酸を分泌する神経細胞
や GABA を分泌する神経細胞の投射も認められるが，内側中隔核から
の全投射のうち 30 〜 50％，ブローカ対角帯からの全投射のうち 50 〜
75％はアセチルコリンを分泌する神経細胞である。電子顕微鏡を用いた
詳細な検討は行われていないが，歯状回に存在する多くの神経細胞がア
セチルコリンを分泌する神経細胞に制御されている。この神経細胞の活
動に引き続いて起こる海馬でのアセチルコリン分泌によりシータ波が発
生し，シータ波は海馬で起こる長期増強に影響を及ぼす。

　第 6 章でも紹介した長期増強は，おそらくもっとも盛んに研究されて

いるシナプス可塑性である。先行研究から，シータ波の頂点に同期させて高頻度連続刺激を与えると，長期増強がより容易に生じることを見出されている。これらの研究結果は，海馬でのアセチルコリン分泌が認知や記憶に重要な役割を果たすことを示唆している。実際，アセチルコリン受容体を遮断するスコポラミンをラットに投与すると，用量依存的に海馬のシータ波が抑制され，空間認知課題の成績が低下することが報告されている。また，アセチルコリンを分泌する神経細胞を選択的に破壊したラットに，後日新たにアセチルコリンを分泌する神経細胞を移植すると，シータ波が回復して損傷による空間認知能力の低下も部分的に解消されることが明らかとなっている。これらの知見は，海馬のアセチルコリンレベルと空間認知能力の間の正の相関関係を示唆し，空間認知には海馬のアセチルコリンを分泌する神経細胞の働きが重要であることを示している。

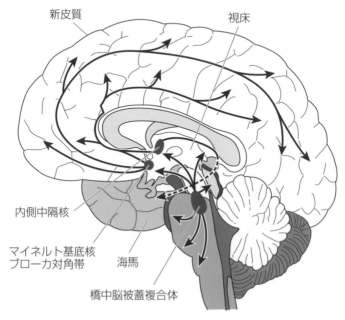

新皮質

視床

内側中隔核

マイネルト基底核
ブローカ対角帯

海馬

橋中脳被蓋複合体

図7-7　アセチルコリン神経

演習問題

【問題】

1. 恐怖条件づけでは，扁桃体の中でも（　　　　）が，聴覚皮質や視床の内側膝状体などから入力を受け，皮質や視床と扁桃体との間のインターフェイス的な役割を果たしていると考えられている。

2. （　　　　）は恐怖条件づけにおける恐怖反応の表出を制御することも明らかにされている。

3. 扁桃体中心核はさらにいくつかの領域に分類され，中でも，（　　　　）はこれまで中心核の役割と考えられてきた恐怖反応を表出する役割を果たすが，（　　　　）は，GABA を分泌する神経細胞を中心に構成され，正中中心核を持続的に抑制している。そして，この抑制の解除により，恐怖条件づけの条件刺激に対する恐怖反応が誘起される。

4. 中心核からの直接的な投射先は，（　　　　）と（　　　　）であり，これらの領域が活動することにより，血圧の増加やすくみなどの恐怖反応の表出が引き起こされる。

5. 扁桃体（　　　　）は外側核からの投射を受け，この入力によって，直接的に，また，扁桃体に介在する GABA を分泌する神経細胞を介して間接的に中心核を制御する。また，扁桃体（　　　　）は前頭連合野からも投射を受けており，この入力によって，恐怖条件づけの消去を制御する。

6. オペラント条件づけの成立には強化と，その背景にある動機づけが重要な役割を果たす。この強化ならびに動機づけの神経機構は脳内自己刺激の研究から，（　　　　）から海馬，扁桃体，側坐核，前頭連合野などへ投射する（　　　　）の働きであることが報告されている。

7. 腹側被蓋野から脳の様々な領域へ投射するドーパミン作動性神経は（　　　）と呼ばれ，ドーパミン受容体の阻害薬を利用した実験から，ドーパミン作動性神経は長期にわたり持続する（　　　）の惹起に必要であることが報告されている。

8. 扁桃体は（　　　）とともに，報酬の予期や，実際に生じた報酬と快情動とを関連づけることに重要な役割を果たす。さらに（　　　）は，その得られた報酬の価値を判断する。

9. ある特定の行動や一連の行動プロセス，また，ある物質の摂取によってもたらされる高揚感や，不快感情の軽減は一種の報酬効果となって反復化・習慣化する。そして，心理社会的もしくは健康上の問題をもたらしていることを知りながらも，その行動，そして物質の摂取を止めることができない状態が（　　　）である。

10. 特定の行動が止められないという状態は（　　　）と呼ばれ，病的ギャンブリングやインターネット・ゲーム障害，窃盗癖などのほか，頻回の買い物，暴力・虐待，自傷，性的逸脱行動，過食・嘔吐，放火，携帯電話の過度の使用など，多様な行動上の問題と関連している。

11. 迷路内を自由に走り回るラットの海馬の神経細胞の個々の活動を記録すると，特定の細胞は迷路の特定の場所を走り抜ける時に活動することが解る。これは「（　　　）」と呼ばれる海馬の細胞である。

12. 海馬の神経細胞がある特定の情報に選択的に反応する訳ではなく，むしろすべての情報を表す内部表象を一時的に記憶しておく，いわば短期記憶の貯蔵庫として働いている。この内部表象が後に再生されることで，大脳皮質の長期的な記憶に置き換えられていくと考えられる。実際，深い眠りである（　　　）中に海馬で覚醒時の行動が内部再生されることが，既に示唆されている。

13. 動物が環境を探索する時には，5 〜 10Hz の（　　　　）の脳波が記録
    される。探索をやめ，静かにしている時は，（　　　　）の変わりに，
    不規則に生じる大きな（　　　　）が記録される。これら二つのタイ
    プの脳波は相互に排他的であって，同時には生じない。
14. （　　　　）を分泌する神経細胞の活動に引き続いて起こる海馬での
    シータ波発生は，長期増強に影響を及ぼす。
15. シータ波の頂点に同期させて高頻度連続刺激を与えると，（　　　　）
    がより容易に生じる。

boxed{解答}

1. 扁桃体外側核
2. 扁桃体中心核
3. 正中中心核，外側中心核
4. 外側視床下部，中脳中心灰白質
5. 基底核，基底核
6. 腹側被蓋野，ドーパミン作動性神経
7. 報酬系，長期増強
8. 眼窩前頭皮質，眼窩前頭皮質
9. 依存症
10. 行動嗜癖
11. 場所細胞
12. 徐波睡眠
13. シータ波，シータ波，鋭波
14. アセチルコリン
15. 長期増強

引用・参考文献 ▮

1. 永井良三（監修）・自治医大総合教育（編集）（2016）医と知の航海．西村書店．

2. Watson, J. B., and Rosalie, R. A., 1920, Conditioned emotional reactions. J. Exp. Psychol. 3 : 1-14.

3. Pavlides, C., Greenstein, Y. J., Grudman, M., Winson, J., 1998, Long-term potentiation in the dentate gyrus is induced preferentially on the positive phase of theta-rhythm. Brain Res. 439 : 383-387.

さらに詳しく学びたい方のために ▮

J. ルドゥー（著）・松本元・小幡邦彦・湯浅茂樹・川村光毅・石塚典生（翻訳）（2003）エモーショナル・ブレイン―情動の脳科学．東京大学出版会．

8 ｜ 情動の生物学的基礎

《**本章の目標＆ポイント**》 喜怒哀楽は人生を彩るものであるだけでなく，自分の置かれた状況や今とるべき行動を生体に教えてくれる生存に必須の機能である。第8章では，この，情動という機能の生物学的基礎を理解することを学習の目標とする。

《**キーワード**》 ジェームズ・ランゲ説，キャノン・バード説，パペッツの回路，大脳辺縁系，クリューバー・ビューシー症候群，ソマティック・マーカー仮説，汎適応症候群（general adaptation syndrome），闘争－逃走反応（fight-or-flight response）

1. 情動の理論

　情動には身体的反応である「情動の表出」という側面と，意識にのぼる「情動の経験」という側面がある。例えば，涙が出るというのは前者であり，悲しいというのは後者である。19世紀末には身体的反応が感情に先行するジェームズ・ランゲ説が主流であったが，1930年頃に身体的反応がなくても感情が生起するキャノン・バード説が台頭してきた。

　キャノン・バード説では視床で処理された情報が視床下部と大脳皮質に送られ，視床下部は末梢へと情報を送って感情の表出を制御する。視床下部は，さらに大脳皮質へ感情の経験に関わる情報も送る。そして，大脳皮質は視床と視床下部から送られてきた情報を統合して感情の経験を生み出すと説明している。ウォルター・B・キャノン（Walter B. Cannon）は情動の生理学の先駆的研究を最初に行った。大脳皮質を除去された犬

は「偽の怒り（sham rage）」と呼ばれる攻撃を伴わない威嚇の表出を見せるという先行研究を踏まえ，猫の大脳皮質，視床，視床下部を除去する実験を行ったのだ。その結果，大脳皮質，視床，視床下部の前部を除去しても偽の怒りが見られるが，視床下部が全て除去されると，この行動が見られなくなることが示された。現在では，情動には視床下部，大脳辺縁系，網様体，大脳新皮質などが関与していると考えられている。

　社会心理学者スタンレー・シャクター（Stanley Schachter）とジェローム・E・シンガー（Jerome E. Singer）は，情動は身体反応とその原因の認知の両方が不可欠とする情動の二要因説（シャクター・シンガー理論）を提唱した。この研究では，6つのグループを作り実験を行った。身体に与える影響（心拍上昇など）について，「1．正しく教示された」「2．偽の影響が教示された」「3．影響について教示されない」の3つの教示グループを作り，それぞれアドレナリンまたは生理食塩水を注射したグループを作った。注射後，「サクラ」のいる部屋に実験参加者は入れられた。この「サクラ」は，怒りを誘う「サクラ」と，喜びを誘う「サクラ」であった。部屋を出た実験参加者に感情を聞き，身体反応が同じでも，状況によって感情が違うことを突き止めた。すなわち，身体反応が同じでも，状況によって喜び，怒りは異なることが示されたのだ。そのため，シャクターとシンガーは，感情はジェームズ・ランゲ説の主張する身体反応の知覚そのものではなく，身体反応の原因を説明するためにつけた認知的解釈であるとした。

　アメリカの神経解剖学者ジェームス・W・パペッツ（James W. Papez）は，19世紀後半にピエール・P・ブローカ（Pierre P. Broca）によって辺縁葉として解剖学的に分類された脳領域を参考に，帯状回と強い神経連絡をもつ海馬，そして脳弓と呼ばれる太い線維で海馬とつながる乳頭体，さらに乳頭体からの投射をうける視床前核をまとめた一つの循環回

路が情動の制御に関わっているという考えを述べた。これは，パペッツの回路と呼ばれているが，現在では否定されている。

　ポール・D・マックリーン（Paul D. MacLean）は，パペッツの回路に扁桃体，視床下部，中隔を加えた大脳辺縁系という概念を提唱し，これが情動の制御に関わっていると説明している。とりわけ，情動の制御に対して扁桃体が果たす役割は大きく，情動の研究に際して注目されることが多い。また，この部位を含む両側側頭葉除去をアカゲザルで試みたところ，恐怖反応や攻撃性が劇的に低下すること，目新しいものをすぐに口に入れたり，相手がサルでなくてもマウントしたりするといった性行動の亢進が見られることを，ハインリヒ・クリューヴァー（Heinrich Klüver）とポール・ビューシー（Paul Bucy）が報告した。これはクリューバー・ビューシー症候群と呼ばれている。

　近年，情動の制御に関する前頭葉腹内側部（腹内側前頭前野）の役割についてソマティック・マーカー仮説が提唱されている。この仮説は神経学者アントニオ・ダマシオ（Antonio Damasio）が主張する説で，感情喚起に伴う心拍数上昇，口渇感などの身体的反応が前頭葉の腹内側部に影響を与えて情動の価値づけ（よい／わるい）を行い，その後の意思決定を効率的にすると説明している。1848 年当時，米国の鉄道会社の建設主任であったフィネアス・ゲージ（Phineas Gage）は建設作業中の爆発事故に巻き込まれて，鉄材が顔，頭蓋，脳（左前頭葉の大部分）を貫く怪我を負った（第 1 章 **図 1 - 2**）。彼は一命をとりとめたが事故後に人格が変容した。事故以前は責任感があり，聡明で協調性を備え，友人や同僚からも非常に好かれていたが，事故後は不敬な態度で衝動的な行動を多くとるようになった。前述のソマティック・マーカー仮説もゲージのような前頭葉損傷患者の症例を通じて得られた仮説である。この説によれば，ゲージの一連の行動は情動の価値づけ機能が破綻したことによ

って引き起こされたと考えられる。

フィネアス・ゲージから示唆されるもう一つの知見は，情動が意思決定に与える影響である。ゲージの症例に加えて，様々な研究から，外界より入力された情報は，扁桃体の評価結果にもとづき脳幹，視床下部を介して末梢に出力され，さらに，そうした身体情報はふたたび脳に入力されて，島皮質等を経由し，腹内側前頭前野へ投射されることが明らかにされた。そして，こうした身体信号により基づく表象，および情動が思考や推論といった高次の認知過程を方向づけることが示された。例えば，ギャンブリング課題での意思決定の質は腹内側前頭前野を損傷すると低下する。ギャンブリング課題とは，一般的に複数あるカードの山のいずれからからカードを１枚づつ引いてゆき，カードに書かれている金額を獲得したり失ったりする中で，より多くの金額を稼ぐことを目指すものである。カードの山にはハイリスク・ハイリターン，およびローリスク・ローリターンのものがあり，前者の山からカードを引き続けると中長期的には必ず損をするよう確率的に固定されている。健常者の場合，課題の進行に伴ってリスキーな前者の山を避けるようになるが，腹内側前頭前野の損傷患者は短期的に得られる大報酬にこだわり続けた結果，大きく損をする。このように腹内側前頭前野は中・長期的な展望に立った意思決定を導くための基盤として，中枢－末梢の機能的連関のもと，リスクを回避し，意思決定の最適化に関わることが示されている。

2. ストレスとホルモン

第３章でも述べたように，通常，人がストレスに曝されると，副腎皮質から出る糖質コルチコイドの抗ストレス作用によって，ストレスに抵抗可能な身体の状態がつくられる。このような生体の反応は，情動の経験を伴うことから，情動の生物学的基盤の一つと考えられる。ストレス

に関して，ハンガリー系カナダ人の生理学者であるハンス・セリエ（Hans Selye）が提唱したストレス学説はたいへん有名である。セリエは，ストレスを「外部環境からの刺激によって起こる歪みに対する非特異的反応」と考え，ストレッサーを「ストレスを引き起こす外部環境からの刺激」と定義した。ストレッサーには，寒冷，騒音，放射線といった物理的ストレッサー，酵素，薬物，化学物質などの化学的ストレッサー，炎症，感染，カビといった生物的ストレッサー，そして，怒り，緊張，不安，喪失といった心理的ストレッサーが仮定された。セリエのストレス学説の基本は，ストレッサーに曝された生体の見せる有害性に適応しようとする生化学的反応である汎適応症候群（general adaptation syndrome）にある。これは，ストレスに反応したあらゆる生体が起こす同じ一連の反応で，下記の警告期，抵抗期，疲憊期の三期から構成される。

- 警告期：交感神経系の活動が活発化する時期
- 抵抗期：闘争か逃走を選択する時期
- 疲憊期：闘争も逃走もできなくなり，身体的資源をすべて枯渇させる時期

　抵抗期にみられる脅威的状況に立ち向かうかそれともそこから逃げ去るかという身体的状態は闘争 − 逃走反応（fight-or-flight response）と呼ばれる。この闘争 − 逃走反応は闘争 − 制御反応とも呼ばれ，このメカニズムの枠組みの中に視床下部 − 下垂体 − 副腎系（hypothalamo-pituitary-adrenal axis，HPA）軸がある。

　ストレス負荷により視床下部から副腎皮質刺激ホルモン放出ホルモン（CRH）が分泌されると下垂体前葉からの副腎皮質刺激ホルモン（ACTH）の分泌が促進され，さらに ACTH は副腎皮質を刺激し，最終的に糖質コルチコイドが分泌される。海馬，視床下部，下垂体には糖質

コルチコイド受容体が存在し，糖質コルチコイドの分泌量が増大するとこれらの部位の受容体を介してCRHやACTHの合成・分泌が抑制される。その結果，糖質コルチコイドの分泌量も抑制されることとなり，これは「ネガティブ・フィードバック」と呼ばれる。視床下部－下垂体－副腎軸はストレスから生体を守る正常な機構の一つであり，同機構におけるネガティブ・フィードバックは糖質コルチコイドの神経細胞への過度な曝露を抑えるシステムである。うつ病の患者では，このネガティブ・フィードバックが減弱し，糖質コルチコイドが過剰に分泌されてしまうことがわかっている。過剰に分泌された糖質コルチコイドは神経細胞に毒性を示すため，これがうつ病の発症につながっているのではないかと，現在では考えられている。

3. 自律神経系と情動

　情動に関与する神経系の一つに自律神経系がある。自律神経系の構造，そして機能の概略については第3章で述べた。自律神経系の神経支配の特徴として拮抗支配があり，交感神経が促進するものを副交感神経は抑制し，反対に，交感神経が抑制するものを副交感神経が促進する。拮抗支配において，交感神経は緊急事態に際して活動的に働いてエネルギー消費を促進するのに対して，副交感神経は消化機能を促進してエネルギーを貯蔵するよう促す。怒りや恐怖反応などに伴う強い情動反応を示す際には交感神経の活動が支配的となり，心拍数を増大させ，筋への血流を多くして筋の活動に要する多量のエネルギーが供給される。また，交感神経の活動により，副腎髄質が刺激され，副腎髄質ホルモンであるアドレナリンが分泌される。アドレナリンは肝臓に蓄えられたエネルギーを血液中に放出し，脅威的状況に立ち向かうか，それともそこから逃げ去るかという闘争－逃走反応（fight-or-flight response）と呼ばれ

る身体的状態で消費されるエネルギー源を確保する。

演習問題

【問題】

1. 情動には身体的反応である「（　　　）」という側面と，意識にのぼ
   る「（　　　）」という側面がある。

2. 19 世紀末には身体的反応が感情に先行する（　　　）が主流であっ
   たが，1930 年頃に身体的反応がなくても感情が生起する（　　　）
   が台頭してきた。

3. 帯状回と強い神経連絡をもつ海馬，そして脳弓と呼ばれる太い線維
   で海馬とつながる乳頭体，さらに乳頭体からの投射をうける視床前
   核をまとめた一つの循環回路を（　　　）と呼ぶ。

4. ポール・D・マックリーン（Paul D. MacLean）は，パペッツの回路
   に扁桃体，視床下部，中隔野を加えた（　　　）という概念を提唱
   し，これが感情の制御に関わっていると説明している。

5. 扁桃体を含む両側側頭葉除去をアカゲザルで試みたところ，恐怖反
   応や攻撃性が劇的に低下すること，目新しいものをすぐに口に入れ
   たり，相手がサルでなくてもマウントしたりするといった性行動の
   亢進が見られた。これを，（　　　）と呼ぶ。

6. （　　　）は神経学者アントニオ・ダマシオ（Antonio Damasio）が
   主張する説で，感情喚起に伴う心拍数上昇，口渇感などの身体的反
   応が前頭葉の腹内側部に影響を与えて感情の価値づけ（よい／わる
   い）を行い，その後の意思決定を効率的にすると説明している。

7. ハンス・セリエのストレス学説の基本は，ストレッサーに曝された
   生体の見せる有害性に適応しようとする生化学的反応である

（　　　）にある。

8. ストレスに反応したあらゆる生体が起こす同じ一連の反応は，
（　　　），（　　　），（　　　）の三期から構成される。

9. 抵抗期に見られる，脅威的状況に立ち向かうかそれともそこから逃
げ去るかという身体的状態を（　　　）と呼ぶ。

10. 自律神経系の神経支配の特徴として（　　　）があり，交感神経が
促進するものを副交感神経は抑制し，反対に，交感神経が抑制する
ものを副交感神経が促進する。

解答

1. 情動の表出，情動の経験
2. ジェームズ・ランゲ説，キャノン・バード説
3. パペッツの回路
4. 大脳辺縁系
5. クリューバー・ビューシー症候群
6. ソマティック・マーカー仮説
7. 汎適応症候群（general adaptation syndrome）
8. 警告期，抵抗期，疲憊期
9. 闘争－逃走反応（fight-or-flight response）
10. 拮抗支配

引用・参考文献

1. Papez, J. W., 1937, A proposed mechanism of emotion. Arch. Neurol. Psychiatry, 38 : 725-743.
2. Klüver, H., Bucy, P. C., 1937, Psychic blindness and other symptoms following

bilateral temporal lobectomy in rhesus monkeys. Amer. J. Physiol. 119 : 352.

さらに詳しく学びたい方のために

A.R. ダマシオ（著）・田中三彦（翻訳）（2005）感じる脳 情動と感情の脳科学 よみ
　がえるスピノザ．ダイヤモンド社．

9 | 意識の生物学的基礎

《**本章の目標＆ポイント**》 意識と呼ばれる主観的現象を科学的に明らかにする試みは，近年，目覚ましい発展を遂げている。第9章では，意識研究の歴史から，近年の前頭葉機能を中心とした最新の研究について理解することを学習の目標とする。

《**キーワード**》 意識の流れ，覚醒水準・意識レベル，クオリア・意識内容，言語野，海馬，視覚野，頭頂葉，前頭葉ロボトミー，実行機能，ブレインマシンインターフェイス，バイオフィードバック

1. 心理学における「意識」の扱いの変遷

　心理学において「意識」は，時には静的な，または動的なものとして，そして時にはないものとして扱われてきた。科学的心理学の祖であるヴィルヘルム・M・ヴント（Wilhelm M. Wundt）は，要素主義を唱え，心を要素の集合として捉えた。そして，要素と要素の組み合わせで心が構成されるとする立場をとった。ヴントは内観によって心を観察し，心の構造を捉えようとした。これは，意識を静的に捉える試みとも言える。一方，アメリカの心理学者であるウィリアム・ジェームズ（William James）は「意識の流れ」という言葉を用い，意識を動的なものとして捉えた。ジェームズは「意識は絶えず変化していながら同一の人格的意識を形成しており，そのなかでは意識もしくは思惟は連続したものと感取されている」と述べている。そして，この「変化しつつ連続している状態」を

ジェームズは「意識の流れ」と呼んだ。ジョン・B・ワトソン（John B. Watson）は行動主義を宣言し，「観察可能な刺激と反応に注目し，ほとんどすべての行動は条件づけと強化の産物である」と考えた。行動主義では「行動は条件づけの結果であり，環境が特定の習慣を強化することで行動を形成する」と考える。そのため，行動主義は，意識をないもの，つまり，心理学では扱わないものとした。行動主義に基づく心理学研究はしばらく時代を席巻したが，1950 年代に始まった認知革命以降に進展した認知心理学では，心をある種の情報処理装置としてモデル化し，外からは直接観測できないような注意・感情・記憶などの精神現象も研究対象とした。そして，そのメカニズムを探るべく，1980 年代後半では脳機能イメージング技術（機能的脳画像）*1)の発展に伴い，意識研究が盛んになった。1990 年初頭には，著名な脳科学者が意識研究に積極的に参加するようになり，現在でも続く二つの大きな国際意識研究学会，Toward a Science of Consciousness（2016 年以降は The Science of Consciousness）および Association for Scientific Study of Consciousness（ASSC）が，この頃に創設された。意識研究の代表的な専門誌 Journal of Consciousness Studies と Consciousness and Cognition が創刊したのも，この時期である。

2. 意識の区分

意識という用語が多義的であるため，その研究に際し，意識は一般的に以下のような区分で捉えられている。

- ●覚醒水準・意識レベルとしての意識：
  この場合の「意識」は，起きて頭が冴えている時に最も高く，眠くなり頭がぼんやりしている時には低くなるなど，高低がある。また，夢を見ていない間の睡眠時，深い麻酔をかけられた状態ではよ

---

*1) 生きている脳の各部位の生理学的な活性，すなわち機能を様々な方法で測定し，それを画像化すること，あるいはそれに用いられる技術を指す。

り低くなるという特徴を持つ。脳に障害を受けたり，植物状態・昏睡などにおちいったりすると，さらに覚醒水準・意識レベルは低くなり，この状態になると簡単には意識レベルが正常状態に戻ることはない。そして，死んでしまうと意識レベルはゼロになる。

● 「クオリア*2)」や「意識内容」としての「意識」：
先述の意識レベルがある程度以上ある時には，人が経験する意識の内容は五感を通じた鮮烈な感覚から構成される。この「意識」には，思考や感情など，感覚から構成されないものも含まれるのか，また，意識の内容は注意によって規定されるのかなど，現在でもその定義について議論がある。

このように，意識のレベルと意識の内容を概念として区別することで，「意識」という言葉の多義性を回避して研究を進めることが可能になる。ただし，これらを区別することで，意識レベルの高さと意識内容の豊富さが相互作用するのかなど，両概念のあいだにある現象の追求が困難になるため，明確に区分すべきでないとの考え方もある。

3. 意識の座

第10章「コミュニケーションの生物学的基礎」で詳しく学ぶが，左右の脳半球をつなぐ脳梁を切断する手術（分離脳手術）を受けた患者（分離脳患者）では，言語能力は主として左脳が担うことから，左脳で処理される右視野の入力や右手の感覚や行動計画などだけが，患者から言語によって報告される。つまり，患者の意識には右視野の入力情報のみが上っているように思える。しかし，ボタン押しや絵を描くなどの言語以外の手段を用いて報告してもらうと，右脳も左脳と同程度，タスクによってはそれ以上の処理能力を持っており，右脳は，言語を介在しない様

---

*2) 意識的・主観的に感じたり経験したりする質感。

式で左脳が担う意識とは異なる意識経験を生み出している可能性がある。いずれにせよ，左脳の言語野は我々が普段経験している意識を生み出す「意識の座」の一つであると考えることができる。

　また，第6章「記憶の生物学的基礎」でも述べたが，事実や出来事に関する情報の記憶である宣言的記憶は意識にのぼる記憶であり，非宣言的記憶は意識にのぼらない記憶である。前者は海馬と呼ばれる脳領域に蓄えられることから，海馬もまた意識の座の一つと考えることができる。この章で登場したH.M.と呼ばれた患者は内側側頭葉を含む海馬の切除手術を受け，宣言的記憶の形成は障害されたが，非宣言的記憶は正常であった。実際，手続き的記憶力を測定する鏡映描写課題では，正常な方と変わらない成績をおさめ，日に日に課題における誤りの回数は減少したのだが，H.M.はなぜ自分の成績が向上しているのかがわからないままであった。

　第4章「外界を知覚する仕組み①」で登場した視覚器の異常で，一次視覚野の障害で両眼の対側視野の対応したところに見えない部分を生じる暗点の患者が，自分の暗点に視覚刺激を受けた場合に，自覚的にはその刺激を意識しないにもかかわらず，反応する現象を紹介した。これは盲視と呼ばれるが，盲視は意識としては経験されていないため，視覚野も意識の座の一つであると考えられる。さらに，高次視覚野に異常が生じて起こる相貌失認なども意識の障害と考えることができる。

　右脳半球の損傷によって引き起こされる症状として，左側の空間が意識にのぼらなくなる半側空間無視がある。半側空間無視の患者は，顔の右半分だけに化粧を施したり，食事の時にテーブルの右側にあるものだけを食べたりする。半側空間無視は，右頭頂葉の損傷によって起きるケースが多いが，側頭葉や前頭葉の損傷によって引き起こされる場合もある。この症例に鑑みると，右頭頂葉もまた意識の座の一つと考えられ

る。このように意識の座は脳に散在しているように思えるが，果たして意識を統一的に制御する「意識の最高中枢」は存在するのであろうか。

4. 意識の最高中枢

　前頭連合野（前頭前野）は，ここを障害された症例や様々な先行研究から，意識の最高中枢と考えられている。前頭連合野の損傷例として，第1章でも紹介したフィネアス・ゲージ（Phineas Gage）の症例は有名である。元来は理知的で仕事も極めて精力的かつ粘り強くこなす性格だったゲージは，大きな鉄の棒が頭蓋骨を突き破る爆発事故に巻き込まれ，前頭連合野を中心とした脳部位に大きな損傷を受けた。事故後，彼の身体的な健康状態は良好であったが，知性と衝動とのバランスが破壊され，彼は無礼で時折ひどくばちあたりな行為に走るようになった。このことから，前頭連合野は理性と衝動のバランスを取ることや，将来の計画に関わるという，極めて高度な意識の働きに関わることが示された。

　前頭葉ロボトミーは，主に統合失調症の治療法として患者に対して試みられた前頭連合野を取り去るという脳手術である。手術の結果，一部の患者では症状の改善が見られたと報告されたことから，世界で約5万人の患者に対しこの手術が行われたが，手術を受けた患者が，なにごとにもやる気がなくなり，外界に対して無関心になること，反応性に乏しく，ものごとに注意を集中したり，状況を深く理解したり，推理したり，計画的に物事を行ったりすることが困難になること，感情が浅薄化し，節操がなくなり，時と場所をわきまえない言動が多くなることが明らかになった。その結果，現在ではこの手術は全く行なわれないが，以上のような症例から，前頭連合野が意欲，注意，理解，パーソナリティーという意識の働きに重要な関わりがあることが示された。

　このように，前頭連合野の臨床例から，前頭連合野が意識，とりわけ，

覚醒水準・意識レベルとしての意識というよりは，むしろ「クオリア」
や「意識内容」としての「意識」に密接にかかわる重要な機能を担って
いることが示された。さらに，前頭連合野は脳の様々な部位と双方向性
の連絡をもち，散在する意識の座を統合する可能性がある。実際，前頭
連合野は，側頭連合野，頭頂連合野，運動前野，補足運動野，視床，視
床下部，帯状回，海馬，扁桃体，大脳基底核，中脳網様体と連絡がある。

　前頭連合野が担う前述の機能は「実行機能」という概念で総称され，
研究が進められている。実行機能は「目標を達成するために自分の考え
や欲求を制御する機能」であり，「思考の実行機能」と「感情の実行機
能」に大別できる。これらの実行機能は幼児期に著しく発達し，幼児期
の実行機能の発達レベルは大人になった時の経済状態や健康状態を予測
することが，複数の研究から明らかにされている。また，実行機能の発
達は，遺伝的要因や，胎内環境，家庭の経済状態，虐待経験などの環境
要因と密接な関係があることが示唆されている。36種の動物を対象とし
た比較心理学研究から，実行機能は人特有の機能ではなく，チンパンジー
やオラウータンなどの人以外の霊長類，さらには鳥類，げっ歯類にも存
在することが報告されている。これらの知見は，「クオリア」や「意識内
容としての意識」が，人によって異なることを示唆し，さらに，動物に
も意識があることを示している。

　意識に関わる前頭連合野の機能を調べる課題にウィスコンシン・カー
ド分類課題（Wisconsin card sorting task；WCST）がある。これは，
色（赤，緑，黄，青），形（三角，星，十字，丸），数（1，2，3，4）が
異なる128枚のカードを実験参加者に提示し，提示された実験参加者は
「色」か「形」か「数」のどれか1つを基準に分類していくことを求めら
れる。実験参加者は分類の基準については教えられない。正答が6回続
くと，実験参加者に知らせることなく突然分類の基準が変えられるの

で，実験参加者はフィードバックに従って新しい分類基準を見出し，それに基づいて反応しなければならない。

5. ブレインマシンインターフェイス

　意識と脳の関係について，これまで以上に研究が進展した暁には，脳の活動データをもとに，その人の意識状態，すなわち心の様子を可視化することが可能になる日がくるかもしれない。現時点で，それは困難だが，脳を外部機器に接続し，その機器を作動させるブレインマシンインターフェイスの研究は急速に発展している。ブレインマシンインターフェイスとは，例えば，脳波を信号として機器の操作を可能とし，全身麻痺となった人がコンピュータ画面上でマウスポインタを使用したり，文字を入力したりすることが可能となる技術である。また，この技術を応用すれば，ロボット・義手・車椅子などを脳波による信号などで自由自在に操作することも可能となる。逆に，コンピュータから脳への信号入力も可能であり，パーキンソン病やうつ病の治療に脳深部刺激療法として実用化されている。

　ブレインマシンインターフェイスの研究は，バイオフィードバックの研究を基礎として発展した。バイオフィードバックとは普段は知覚し得ない個人の生理的反応を電子機器やコンピュータを媒介して知覚可能な刺激に変換し，本人に呈示（フィードバック）することによって心理的，生理的状態の自己調整を促進する手続きである。また，訓練の後，調整レベルや調整方法があらかじめわかっている場合は本人に呈示することなしに心理的，生理的状態が制御可能となる。これはフィードフォワード制御と呼ばれる。それに対して前者はフィードバック制御と呼ばれることがある。制御できる反応は心拍，皮膚温度，皮膚電気反応などの自律神経系の活動ばかりでなく，筋電位活動，脳波などの体性神経系，中

枢神経系の活動もバイオフィードバックの対象となる。また，生体内外の情報のフィードバックという概念に重きをおいて個体を捉える考え方をサイバネティクスと呼んでいる。

　自律神経系について，その反応の条件づけは長い間，レスポンデント条件づけの手続きによってのみ行われると考えられていた。ところが，オペラント条件づけの手続きでも心拍数などの反応が制御できることが明らかにされ，そこからバイオフィードバックの研究が進展した。また，バイオフィードバックはヒトばかりでなく，動物に対しても行うことが可能である。脳の報酬系への電気刺激を報酬として，ラットに腸の収縮や心拍の増減といった自律神経系の活動のオペラント条件づけを行った研究もあり，これもバイオフィードバックの一例と考えることができる。

　バイオフィードバックの原理を利用したバイオフィードバック療法では不安や緊張の除去のほか，リラクセーション，偏頭痛や高血圧，喘息，吃音などの改善が行われている。また，脳波について，自分がどのくらいアルファ波を出しているかなどは本来知覚することができなかったが，脳波を測定してそのデータを目に見える形で本人にフィードバックすると，アルファ波の出現を自己調節できるようになり，認知機能も向上する。このようなバイオフィードバック研究の延長線上に，現在のブレインマシンインターフェイスの研究が位置づけられている。

演習問題

【問題】

1. アメリカの心理学者であるウィリアム・ジェームズ（William James）は（　　　）という言葉を用い，意識を動的なものとして

とらえた。

2. 1980年代後半では（　　　）の発展に伴い，意識研究が盛んになった。

3. （　　　）・（　　　）としての意識は，起きて頭が冴えている時に最も高く，眠くなり頭がぼんやりしている時には低くなるなど，高低がある。また，夢を見ていない間の睡眠時，深い麻酔をかけられた状態ではより低くなるという特徴を持つ。

4. （　　　）や（　　　）としての意識は，五感を通じた鮮烈な感覚から構成される。この意識には，思考や感情など，感覚から構成されないものも含まれるのか，また，意識の内容は注意によって規定されるのかなど，現在でもその定義について議論がある。

5. 分離脳患者の患者の研究から左脳の（　　　）は我々が普段経験している意識を生み出す「意識の座」の一つであると考えることができる。

6. （　　　）は意識にのぼる記憶であり，（　　　）は意識にのぼらない記憶である。前者は（　　　）と呼ばれる脳領域に蓄えられることから，（　　　）もまた意識の座の一つと考えることができる。

7. 暗点の患者が，自分の暗点に視覚刺激を受けた場合に，自覚的にはその刺激を意識しないにもかかわらず，反応する現象を（　　　）と呼ぶ。（　　　）は意識としては経験されていないため，（　　　）も意識の座の一つであると考えられる。

8. 右脳半球の損傷によって引き起こされる症状として，左側の空間が意識にのぼらなくなる（　　　）がある。（　　　）の患者は，顔の右半分だけに化粧を施したり，食事の時にテーブルの右側にあるものだけを食べたりする。（　　　）は，（　　　）の損傷によって起きるケースが多いが，側頭葉や前頭葉の損傷によって引き起こされ

る場合もある。

9. （　　　　）は，ここを障害された症例や様々な先行研究から，意識の最高中枢と考えられている。（　　　　）の損傷例として（　　　　）の症例は有名である。

10. （　　　　）は，主に統合失調症の治療法として患者に対して試みられた前頭連合野を取り去るという脳手術である。現在ではこの手術は全く行なわれないが，症例から，前頭連合野が意欲，注意，理解，パーソナリティーに重要な関わりがあることが示された。

11. 前頭連合野が担う機能は（　　　　）という概念で総称され，研究が進められている。（　　　　）は「目標を達成するために自分の考えや欲求を制御する機能」であり，「思考の（　　　　）」と「感情の（　　　　）」に大別できる。

12. 前頭連合野の機能を調べる課題に（　　　　）がある。これは，色（赤，緑，黄，青），形（三角，星，十字，丸），数（1，2，3，4）が異なる128枚のカードを実験参加者に提示し，提示された実験参加者は「色」か「形」か「数」のどれか1つを基準に分類していくことを求められる。

13. （　　　　）とは，例えば，脳波を信号として機器の操作を可能とし，全身麻痺となった人がコンピュータ画面上でマウスポインタを使用したり，文字を入力したりすることが可能となる技術である。また，この技術を応用すれば，ロボット・義手・車椅子などを脳波による信号などで自由自在に操作することも可能となる。逆に，コンピュータから脳への信号入力も可能であり，パーキンソン病やうつ病の治療に（　　　　）として実用化されている。

14. ブレインマシンインターフェイスの研究は，（　　　　）の研究を基礎とする。（　　　　）とは普段は知覚し得ない個人の生理的反応を電子

機器やコンピュータを媒介して知覚可能な刺激に変換し，本人に呈示（フィードバック）することによって心理的，生理的状態の自己調整を促進する手続きである。

15. バイオフィードバックの原理を利用した（　　　）では不安や緊張の除去のほか，リラクセーション，偏頭痛や高血圧，喘息，吃音などの改善が行われている。また，（　　　）について，自分がどのくらいアルファ波を出しているかなどは本来知覚することができなかったが，（　　　）を測定してそのデータを目に見える形で本人にフィードバックすると，アルファ波の出現を自己調節できるようになり，認知機能も向上する。

[解答]

1. 意識の流れ
2. 脳機能イメージング技術（機能的脳画像）
3. 覚醒水準，意識レベル
4. クオリア，意識内容
5. 言語野
6. 宣言的記憶，非宣言的記憶，海馬，海馬
7. 盲視，盲視，視覚野
8. 半側空間無視，半側空間無視，半側空間無視，右頭頂葉
9. 前頭連合野，前頭連合野，フィネアス・ゲージ（Phineas Gage）
10. 前頭葉ロボトミー
11. 実行機能，実行機能，実行機能，実行機能
12. ウィスコンシン・カード分類課題（Wisconsin card sorting task；WCST）
13. ブレインマシンインターフェイス，脳深部刺激療法

14. バイオフィードバック，バイオフィードバック
15. バイオフィードバック療法，脳波，脳波

引用・参考文献

1. Milner, B., 1965, Memory disturbance after bilateral hippocampal lesions. In P M. Milner and S. Glickman (Eds.), Cognitive processes and the brain. Princeton, NJ : Vam Nostrand.
2. Zelazo, P. D., and Carlson, S. M., 2012, Hot and cool executive function in childhood and adolescence : Development and plasticity. Child Dev. Perspectives, 6 : 354-360.
3. MacLean, E. L., Hare, B., Nunn, C. L., Addessi, E., Amici, F., Anderson, R. C., Aureli, F., Baker, J. M., Bania, A. E., Barnard, A. M., Boogert, N. J., Brannon, E. M., Bray, E. E., Bray, J., Brent, L. J., Burkart, J. M., Call, J., Cantlon, J. F., Cheke, L. G., Clayton, N.S., Delgado, M. M., DiVincenti, L. J., Fujita, K., Herrmann, E., Hiramatsu, C., Jacobs, L. F., Jordan, K. E., Laude, J. R., Leimgruber, K. L., Messer, E. J., Moura, A. C., Ostojić, L., Picard, A., Platt, M. L., Plotnik, J. M., Range, F., Reader, S. M., Reddy, R. B., Sandel, A. A., Santos, L. R., Schumann, K., Seed, A. M., Sewall, K. B., Shaw, R. C., Slocombe, K. E., Su, Y., Takimoto, A., Tan, J., Tao, R., van Schaik, C. P., Virányi, Z., Visalberghi, E., Wade, J. C., Watanabe, A., Widness, J., Young, J. K., Zentall, T. R., Zhao, Y., 2014, The evolution of self-control. Proc Natl Acad Sci U S A. 111 : E2140-2148.

さらに詳しく学びたい方のために

クリストフ・コッホ（著）・土谷尚嗣・金井良太（翻訳）（2006）意識の探求―神経科学からのアプローチ（上）（下）．岩波書店．

10 | コミュニケーションの生物学的基礎

《**本章の目標＆ポイント**》　第10章では，失語症患者の臨床研究から明らかに
されてきた言語情報処理に関わる知見を学ぶとともに，私たちが他者とコミ
ュニケーションをとる際に必要と考えられている「心の理論」の生物学的基
礎，コミュニケーションに関わる神経系，内分泌系の働きについて理解する
ことを目標とする。
《**キーワード**》　ブローカ野，失語症，失行症，優位半球，アミタールナトリウ
ムテスト，両耳分離聴能テスト，脳梁，分離脳患者，ウェルニッケ−ゲシュビ
ントモデル，心の理論，オキシトシン

1. 脳の半球優位性

　1836年にマーク・ダックス（Mark Dax）はフランスの医学会で「40
例程度の言語障害を持つ脳損傷患者のうち，右半球に限局した障害を持
つものは1人もいない」と報告した。しかし，当時，脳は全体として機
能すると考えられていたので，この発表はあまり注目されなかった。そ
れから25年後，ピエール・P・ブローカ（Pierre P. Broca）は2例の失
語症患者[1]の病理解剖結果を報告する。そして，左半球の一次運動野の
前方にある前頭葉の領域の損傷を発見した。1864年までに，さらに7例
の失語症患者の病理解剖を行い，最初の2例と同様に，すべての左半球
の下前頭前野に損傷があることを発見した。この領域は「ブローカ野」
と呼ばれるようになった（**図10-1**）。

---

[1]　話す，聞く，読む，書くなどの言葉に関わる機能がうまく使えなくなる状態。

　1900 年代初期にはヒューゴ・K・リープマン（Hugo-K. Liepmann）が，意図した運動に困難を覚える障害である失行症も左半球損傷と関係していることを報告した。これらの研究から，左半球は，言語と随意運動の両方に特別な役割をもつことが示唆されたので，優位半球と呼ばれるようになった。一方，右半球は劣位半球と呼ばれるようになった。

　これらの臨床例から右脳と左脳の機能に違いがあるかもしれないという考え方が広まり，どちらが優位半球であるかという半球優位性を調べるテストが開発された。

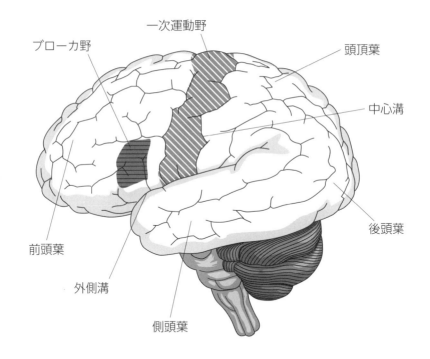

出典：J.P.J. ピネル（著）・佐藤敬・泉井亮・若林孝一・飛鳥井望（翻訳）（2005）ピネル バイオサイコロジー──脳 心と行動の神経科学. 西村書店から作成.

図 10 − 1　ブローカ野

● アミタールナトリウムテスト：
麻酔薬であるアミタールナトリウムを少量，片側の頸動脈に注入
し，注入したほうと同側の半球に麻酔をかける。仮に優位半球に麻
酔がかかったならば，言葉が出なく，もしくは出しづらくなる。

● 両耳分離聴能テスト：
3対の数字を，イヤホンを通して呈示する。しかし，呈示される番
号は左右で異なる。実験参加者はすべての数字を言うように指示さ
れるが，左よりも右で聴いた数字をわずかながら多く答える傾向に
ある。この理由として，右から聴いた音は左半球で処理されること
が挙げられる。これは左半球が言語に関係しているという言語優位
性を示唆する知見である。

● 機能的脳画像（図10-2）：
PET（Positron Emission Tomography）は陽電子放出断層撮影法の
ことで，脳などの体の中の細胞の働きを断層画像として捉える。

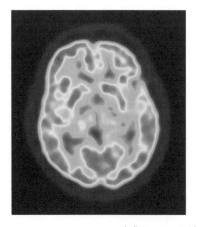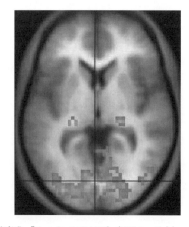

出典：フリー百科事典『ウィキペディア』（Wikipedia)』

図10-2　PET（左）とfMRI（右）の画像

fMRI（functional Magnetic Resonance Imaging）はヒトおよび動物の脳や脊髄の活動に関連した血流動態反応を視覚化する方法の一つである。活動が盛んな部位には血液が多く流れるはずであるという前提に基づいている。

　優位半球を調べるテストが開発されたことで，人によっては右脳が優位半球の場合があることがわかった。また，優位半球の違いは，利き腕と関係があることもわかってきた。実際，左半球を損傷された右利き患者の約 60％が，右半球を損傷された右利き患者の 2％が失語症を発症し，左半球を損傷された左利き患者の約 30％が，右半球を損傷された左利き患者の 24％が失語症を発症することが報告されている。つまり，左利きは優位半球が右利きより多様なのである。
　利き腕以外にも，性別が半球優位性とかかわることもわかってきた。実際，片側性脳卒中患者で失語症を呈する割合は，男性が女性よりも 3倍多かった。つまり，女性は優位半球が男性よりも多様なのである。

2. 脳梁

　ここまでの話から，右脳と左脳がどうも異なる機能を持っているらしいということが理解できたと思う。その右脳と左脳をつなぐのが脳梁である。脳梁は，1930 ～ 40 年代は何も機能していないと考えられていた。しかし，推定 2 億の軸索から構成される脳梁が何の機能も担っていないはずはないと考え，ロナルド・E・マイヤーズ（Ronald E. Myers）とロジャー・W・スペリー（Roger W. Sperry）は 1953 年に革新的な実験を行った。
　マイヤーズとスペリーは，猫の脳梁を切断し，さらに視交叉も切断し，片目を隠して猫の視覚情報を片側に制限する処置を行った。つまり，猫は左目でネズミを見た場合，その情報は左半球にしか入らない状

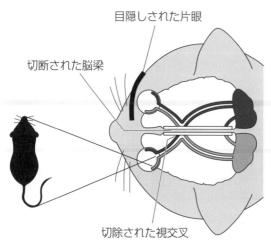

目隠しされた片眼

切断された脳梁

ネコの視覚情報を片側半球に制限する
片側半球に視覚情報を制限するために Myers と Sperry は，①脳梁を切断し，②視交叉を切断し，③片側の目隠しをした
これにより視覚情報は目隠しをされていない眼と同側の半球に制限される

切除された視交叉

出典：J.P.J. ピネル（著）・佐藤敬・泉井亮・若林孝一・飛鳥井望（翻訳）（2005）ピネル バイオサイコロジー――脳 心と行動の神経科学．西村書店から作成．

図 10－3　マイヤーズとスペリーの実験

態になっている（**図 10－3**）。この猫に視覚弁別学習をさせ，猫はこれを学習したのだが，なんと，視交叉と脳梁の両方を切開した猫は，左右の脳それぞれで学習する必要があった（**図 10－4**）。考えてみてほしい。皆さんが右眼を閉じて左目で英単語を覚えたとして，今度は逆に左目を閉じて右眼でその英単語を見ても，きっと覚えた記憶は残っているはずだ。しかし，視交叉と脳梁を切開した猫は，そうではなかった。

　では，人における脳梁の役割は，猫で確かめられたものと同じなのだろうか。この時期，難治性てんかん*2)の治療のために交連切開術が開始されていた。これにより，左右の脳半球をつなぐ脳梁を切断する手術（分離脳手術）を受けた患者（分離脳患者）が増えていた。前述のスペリーと，もう一人の心理学者であるマイケル・S・ガザニガ（Michael S. Gazzaniga）は分離脳患者の神経心理学的評価を始めた。

---

*2)　脳内の神経細胞の過剰な電気的興奮に伴って，意識障害やけいれんなどを発作的に起こす慢性的な脳の病気。

　分離脳患者を対象とした実験では，分離脳患者の前のスクリーン上の左視野または右視野の位置にタキストスコープを使って瞬間的に刺激を呈示した。例えば左視野に「スプーン」と呈示すると，それは患者の右半球にのみ入力されるはずである。実験に参加した分離脳患者は，左視野のスクリーン上に単語を瞬間呈示すると，何も呈示されなかったと報告したが，スクリーンの裏側に左手を伸ばし，呈示された単語に対応する物をいくつかの物の中から手探りでつかむように指示すると，正しい物をつかんだ（図 10 - 5）。この実験から，左右どちらの大脳半球も脳梁線維が切断されているためにほかの半球の体験を直接的に知ることはできないこと，さらに，左半球へ入力した情報については言語中枢が左半球にあるため，正確に言語で報告できるが，右半球に入力した情報につ

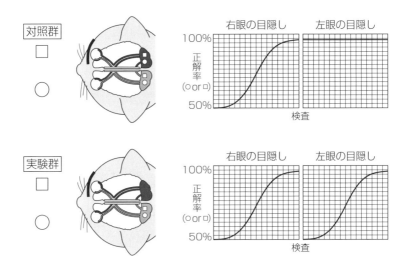

　Myers と Sperry(1953)による画期的な分離脳実験。視交叉と脳梁をともに切断された実験群は何も処置されていない対照群とは異なり，右眼を目隠しして，左眼で行った形の弁別学習を，目隠しをした眼に変えた際に，再度右眼で行う必要があった。

出典：J.P.J. ピネル（著）・佐藤敬・泉井亮・若林孝一・飛鳥井望（翻訳）(2005) ピネル　バイオサイコロジー——脳 心と行動の神経科学．西村書店から作成．

図 10 - 4　マイヤーズとスペリーの実験

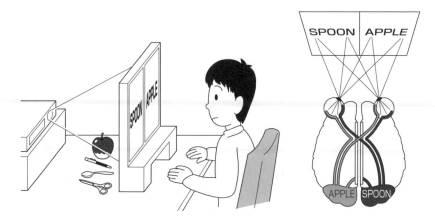

視覚入力はそれぞれの視野から反対側の半球に伝わる。微細な感覚入力はそれぞれの手から反対側の半球に伝わる。それぞれの半球は反対側の手の微細な運動を抑制している。

出典：J.P.J. ピネル（著）・佐藤敬・泉井亮・若林孝一・飛鳥井望（翻訳）（2005）ピネル バイオサイコロジー——脳 心と行動の神経科学．西村書店から作成．

図 10－5　スペリーとガザニガの実験

いては言語で報告ができないこと，また，右半球は見たものを左手の触角を通じて選ぶことができること，最後に，左半球は自分が体験しないことに関して適当に合理化して言語報告をすることが明らかにされた。

3. 失語症関連障害とウェルニッケ－ゲシュビントモデル

　言語と脳について，失語症関連障害を紹介する。失語症には冒頭で触れたブローカ失語症に加えて，以下に示す種類がある。

● ブローカ失語症（表出性失語症）：

　大脳の左前頭葉にあるブローカ野が損傷を受けると，単語を正しく発音することが難しく，ゆっくりたどたどしく話すようになる表出性失語症を呈す。

- ●ウェルニッケ失語症（受容性失語症）：
　大脳の左側頭葉にあるウェルニッケ野が損傷を受けると，言葉は聞けるが，その言葉の意味を理解することができなくなる受容性失語症を呈す。

- ●伝導失語症：
　脳の弓状束が損傷を受けると，言語の理解と自発的な会話は障害されないが，言語を聞いてすぐにそれを反復することが困難になる伝導失語症を呈す。

- ●失読症／失書症：
　角回を損傷すると，読むことができない失読症と，書くことができない失書症を呈す。

　これらの失語症に関する研究から，言語機能に関する処理回路モデルとして，ウェルニッケ−ゲシュビントモデルが提唱された（図 10 − 6）。

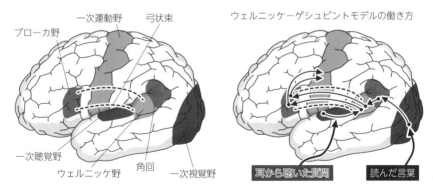

　ウェルニッケ−ゲシュビントモデルによれば，耳から聴いた質問，読んだ言葉は，矢印の方向に沿って処理される。

出典：J.P.J. ピネル（著）・佐藤敬・泉井亮・若林孝一・飛鳥井望（翻訳）（2005）ピネル バイオサイコロジー──脳 心と行動の神経科学．西村書店から作成．

図 10 − 6　ウェルニッケ−ゲシュビントモデルに関わる脳領域（左）。ウェルニッケ−ゲシュビントモデルの働き方（右）

非常にスマートなモデルだが，単純化しすぎであるという批判も一方である。

4. 心の理論

　ここまで，分離脳患者や失語症患者の臨床例を中心に，言語機能の生物学的基盤について概観した。次に，二者もしくは，それ以上の人数の他者との間で行われるコミュニケーションの生物学的基盤について見ていきたい。これについても臨床例が参考になる。詳しくは第 14 章で述べるが，自閉症スペクトラム障害（autism spectrum disorder；ASD）は，下記の特徴を示す障害であり，コミュニケーションの生物学的基盤について，様々な示唆を与えてくれる。

① 社会的コミュニケーションおよび相互関係における持続的障害
② 限定された反復する様式の行動，興味，活動を特徴とする精神神経疾患であり，症状は発達早期の段階で必ず出現し，社会や職業，そのほかの重要な機能に重大な障害を引き起こす。

　①にある「社会的コミュニケーション」とは，自分を含めた二者間もしくはそれ以上の多者間において，話し言葉や身振りなどによって情報伝達を行うことである。そして，「相互関係」とは，そういった場面で，例えば目と目を見つめ合わせたり，状況に即した顔の表情をしたりすることを指す。ASD 患者は，これらが複数の状況で持続的に欠陥があるとされている。

　ASD の診断基準には「これらの障害は，知的能力障害または全般的発達遅延ではうまく説明されない」という記述がある。つまり，社会的コミュニケーションおよび相互関係は，言葉を理解しているかいないか

という知能や知識の問題ではない。他者が何を考え，どんな期待や信念を持っているのかなどの理解に応じて行動し，思考する能力こそがコミュニケーションには必要とされる。心理学ではこの能力を「心の理論」と呼ぶ。

　「心の理論」は，チンパンジーの他者の心を読むとおぼしき能力を記述するために使われた用語である。その後，これは健常な子ども（定型発達児）の心の発達の理解に使われ，それと並行して ASD 患者の心の理解にも使われ始めた。心の理論について，こんな研究がある。子どもたちに絆創膏の箱を見せて，何が入っているかを聞く。すると，ほとんどの子どもが絆創膏と答えたのだが，実際に箱に入っていたのは鉛筆で，それを見た子どもたちは驚いて面白がった。そこですかさず，「この箱の中を見ていない子は，中に何が入っていると思うだろうね？」と尋ねる。すると，3 歳児は概して「鉛筆」と答えたのに対し，4 〜 5 歳以上の子どもたちは「絆創膏」と答えた。前者と後者の回答の明確な違いは，他者が，物事に対してどんな期待や信念を持っているのかということを推察できたかどうかという点にある。確かに箱の中身は鉛筆だったのだが，「絆創膏の箱なのだから絆創膏が入っているだろうと，その箱を見た人は思うはずだ」ということが推測できなければならない。つまり，他人が「自分とは違う誤った信念」を持つことを理解できなければならないのだ。この他人が持つ自分とは違う誤った信念を「誤信念」と呼び，他者が誤信念を持つことが理解できているかを調べる課題を「誤信念課題」と呼ぶ。誤信念課題は，先ほどの理屈から，心の理論の有無を調べるテストして一躍脚光を浴びることになった。ここでは，複数ある誤信念課題の中でも特に有名な「サリーとアン課題」を紹介する。この課題では，以下の①〜④の場面を実験参加者に示す。

① サリーとアンが，部屋で一緒に遊んでいる。

② サリーはパンを，かごの中に入れて部屋を出て行く。

③ サリーがいない間に，アンがパンを別の箱の中に移す。

④ サリーが部屋に戻ってくる。

そして，「サリーはパンを取り出そうと，最初にどこを探すだろうね？」と実験参加者に質問する。正解は「かごの中」なのだが，心の理論の発達が遅れている場合は，他者が誤信念を持つことが理解できていないので「箱」と答えてしまう。

世界中の多くの研究者がこの課題を追試し，その研究の中で，ASD患者の大半が誤信念を認識できないことが示された。ただし，確実に誤信念を理解できるASD患者も少数ながら必ずいることから，この課題の成否がASDの特徴を反映したものかどうかについて疑問の声もあった。そこで，この「サリーとアンの課題」の延長線上で次のような課題が考案された。

この課題では，以下の①～④の場面を実験参加者に示す。

① メアリーとジョンは，公園でアイスクリームを売る自動車を見た。

② メアリーはお金をとりに行くために家に帰り，その間にジョンはアイスクリームを売る自動車が公園から離れた教会に移動していくのを見た。

③ メアリーは家から公園に戻る途中に偶然教会でアイスクリームの自動車を見た。

④ 公園と教会の中間地点にいたジョンは，アイスクリームを買いに行ったメアリーを探し始めた。

そして，「ジョンはメアリーがどこに行ったと思っている？」と質問される。答えは公園なのだが，実験参加者はジョンがアイスクリームの車がどこにあると思っているかを判断するのではなく，ジョンは，メアリー

は自動車がどこにあると信じているかを判断するという二段構えの推論が必要になる。先ほどの「サリーとアンの課題」は，他人がどう思っているかがわかれば解けるが，今度の課題は他人がどう思っているかについて別の他人がどう思っているかがわからなければ解けない。興味深いことに「サリーとアンの課題」は4〜5歳以上で解けるようになるが，このアイスクリームの課題は7歳以上にならないと正解率はあがらない。そして，「サリーとアンの課題」を解けたASD児でも，この課題は解けなかった。ASDは「スペクトラム」，つまり連続体なので，症状の程度に差がある。「心の理論」の欠如という特徴は，サリーとアンの課題で検出できるレベルのものもあれば，ジョンとメアリーの課題で検出できるレベルのものもある。いずれにせよ，ASD患者の特徴である「社会的コミュニケーションおよび相互関係における持続的な欠陥」の背景には，「心の理論の欠如」があるという説は，一定の正しさを持っているようだ。

　最近では，機能的脳画像によって心の理論の生物学的基礎を解明しようとするアプローチが盛んである。例えばfMRIを用いた研究では，ある人物に関する特徴を述べた文章を用いて，それがその人に特有であるという帰属，つまり，その人の特性を推論した際の脳の活動状態を調べた。その結果，特に右の上側頭回，左の内側前頭前野に活動がみられたと報告している。PETを用いた研究では，4コマから成るコミック画のうち，登場人物の意図が完結する4コマ目を3択から選ぶ課題を実験参加者に実施した。その結果，右内側前頭回，両側前部帯状回，右下前頭回，両側中前頭回，右尾状核，右下側頭回，左上側頭回，左中心前回（溝）領域，両側中側頭回，左上後頭回および左小脳に活動がみられた。fMRIを用いた別の研究では，心の理論を調べる課題として誤信念の理解が必要である文章とコミック画を用いた。その結果，文章課題では，

内側前頭回，両側側頭極および両側側頭頭頂接合部での賦活がみられた。また，コミック画課題では，内側前頭回，右中前頭回，右側頭頭頂接合部，右楔前部，右紡錘状回での賦活がみられた。これらの課題では共通して，他者の意図の推測に関連して，内側前頭前野，上側頭葉および側頭頭頂接合部周辺，側頭極周辺が関わっていることが考えられる。このように，機能的脳画像と心の理論を調べる課題を組み合わせた研究では，文章やコミック画が用いられる。文章を用いる場合は読解力の程度によって影響を受ける可能性がある。これに対して，コミック画はその影響を受けない。さらに，ある研究で用いられたコミック画は，心の理論を調べる課題の中でも，登場人物の意図の理解のみが求められるものであり，誤信念については検討されていない。また，別の研究では，空想上の場面など，日常生活とは離れた場面が描かれているものもあった。このように，現在では心の理論を調べる課題は，誤信念課題以外にも多岐にわたっている。

　ASD について，内分泌系の異常を指摘する報告もある。過去 10 年間で，オキシトシンの鼻腔内投与は，ASD の症状を標的とした潜在的な薬理学的治療として探求されてきた。オキシトシンは視床下部の室傍核にあるオキシトシンを分泌する神経細胞で産生される。この神経細胞は，扁桃体などの社会行動に関与する中枢神経系のさまざまな領域に投射している。オキシトシンは末梢組織では主に平滑筋の収縮に関与し，分娩時に子宮を収縮させる。また乳腺の筋線維を収縮させて乳汁分泌を促すなどの働きを持つ。このため臨床では子宮収縮薬や陣痛促進剤をはじめとして，さまざまな医学的場面で使用されている。オキシトシンは分娩中の子宮頸部および子宮の伸長，乳首の刺激に応答して分泌され，血液中へのオキシトシン放出量はオキシトシンを分泌する神経細胞でのオキシトシン合成量と相関関係にある。一方，中枢では，オキシトシンは前

述したように社会行動に関与し，対人関係，特に発達期では親から子へのケア，子の親に対する信頼の確立に寄与し，社会的愛着の形成に重要な役割を果たしている。

　ASD 患者に対する初期の臨床試験では，オキシトシンを単回投与した結果，反復行動の低減，感情的な発話の理解の促進，顔の感情認識の改善などが認められている。ASD の成人に対してオキシトシンを複数回投与した臨床試験では，治療の効果を示す有益な結果が報告されている。実際，ASD の成人 19 人（男性 16 人，女性 3 人）に対する 6 週間の鼻腔内オキシトシン投与は，感情認識，反復行動を一時的に改善した。また，ASD の 20 人の成人男性を対象とした別の研究では，6 週間の鼻腔内オキシトシン投与が ASD の中核的な特徴に及ぼす影響を検討し，社会的互恵性と社会的判断に関する課題の有意な改善を認めた。より最近の大規模な試験において，ASD の成人男性 106 人に対する 6 週間の鼻腔内オキシトシン投与の効果を評価し，反復行動の有意な改善が報告されている。

　一方，ASD の患児における複数回オキシトシン投与の効果を評価する研究では，より複雑な作用が示唆されている。例えば，親子間でのコミュニケーションをトレーニングをしている最中に ASD の 38 人の少年（7 ～ 16 歳）に 4 日間の鼻腔内オキシトシン投与の効果を検討した研究では，反復行動または社会的反応性に改善は見られなかった。また，年長の ASD 男児（12 ～ 18 歳）に対して 8 週間のオキシトシン投与を実施した研究でも，有益な効果を示すことができなかった。一方，ASD の子供 31 人（男児 27 人，女児 4 人）に対する 5 週間の鼻腔内オキシトシン投与の効果を評価した最近の試験では，社会的反応の改善を示すことができた。その他の研究では，4 週間の鼻腔内オキシトシン投与が，ASD の 32 人の子供（6 ～ 12 歳）の症状を改善できるかどうかを調査

し，社会的反応の増加が報告された。以上をまとめると，オキシトシンがコミュニケーションの基礎となるいくつかの特性に対して影響を与えるという研究があるが，その効果は発達段階や条件などによって異なることがわかる。今後，慎重な議論が必要となるだろう。

演習問題

【問題】

1. ピエール・P・ブローカ（Pierre P. Broca）は自身が手掛けた失語症患者の病理解剖結果，すべての左半球の下前頭前野に損傷があることを発見した。この領域は（　　　）と呼ばれるようになった。

2. 1900年代初期にはヒューゴ・K・リープマン（Hugo-K. Liepmann）が，意図した運動に困難を覚える障害である（　　　）も左半球損傷と関係していることを報告した。これらの研究から，左半球は，（　　　）と（　　　）の両方に特別な役割を持つことが示唆されたので，（　　　）と呼ばれるようになった。

3. （　　　）は，麻酔薬であるアミタールナトリウムを少量，片側の頸動脈に注入し，注入したほうと同側の半球に麻酔をかける。仮に優位半球に麻酔がかかったならば，言葉がでなく，もしくは出しづらくなる。（　　　）は，3対の数字を，イヤホンを通して呈示する。しかし，呈示される番号は左右で異なる。実験参加者はすべての数字を言うように指示されるが，左よりも右で聴いた数字をわずかながら多く答える傾向にある。これら以外に半球優位性を調べるほかの方法として機能的脳画像がある。（　　　）は陽電子放出断層撮影法のことで，脳などの体の中の細胞の働きを断層画像として捉える。（　　　）はヒトおよび動物の脳や脊髄の活動に関連した血流動

態反応を視覚化する方法の一つである。活動が盛んな部位には血液が多く流れるはずであるという前提に基づいている。

4. 左半球を損傷された（　　　　）の約 60％が，右半球を損傷された（　　　　）の 2％が失語症を発症し，左半球を損傷された（　　　　）の約 30％が，右半球を損傷された（　　　　）の 24％が失語症を発症することが報告されている。つまり，左利きは優位半球が右利きより多様なのである。

5. 右脳と左脳をつなぐ（　　　　）は，推定 2 億の軸索から構成される。

6. 難治性てんかんの治療のために（　　　　）が始まり，スペリーとガザニガが，その手術を受けた（　　　　）に神経心理学的評価を行い，脳の機能的左右差が明らかにされた。

7. 大脳の左前頭葉にあるブローカ野が損傷を受けると，単語を正しく発音することが難しく，ゆっくりたどたどしく話すようになる（　　　　）を呈す。

8. 大脳の左側頭葉にあるウェルニッケ野が損傷を受けると，言葉は聞けるが，その言葉の意味を理解することができなくなる（　　　　）を呈す。

9. 脳の弓状束が損傷を受けると，言語の理解と自発的な会話は障害されないが，言語を聞いてすぐにそれを反復することが困難になる（　　　　）を呈す。

10. 角回を損傷すると，読むことができない（　　　　）と，書くことができない（　　　　）を呈す。

11. 失語症に関する研究から，言語機能に関する処理回路モデルとして，（　　　　）が提唱された。

12. 他者が心に何を思っているのか，つまり，他者が何を考え，どんな期待や信念を持っているのかなどの理解に応じて行動し，思考する

能力を（　　　）と呼ぶ。

13. 他人が持つ自分とは違う誤った信念を（　　　）と呼び，他者が誤信念を持つことが理解できているかを調べる課題を（　　　）と呼ぶ。複数ある誤信念課題の中でも特に有名な課題が（　　　）である。

14. （　　　）の鼻腔内投与は，ASD の症状を標的とした潜在的な薬理学的治療として探求されてきた。

15. オキシトシンは視床下部の（　　　）にある神経細胞で産生される。この神経細胞は，（　　　）などの社会行動に関与する中枢神経系のさまざまな領域に投射している。オキシトシンは末梢組織では主に（　　　）の収縮に関与する。一方，中枢では，オキシトシンは（　　　），特に発達期では親から子への（　　　），子の親に対する（　　　）の確立に寄与し，社会的愛着の形成に重要な役割を果たしている。

解答

1. ブローカ野
2. 失行症，言語，随意運動，優位半球
3. アミタールナトリウムテスト，両耳分離聴能テスト，PET (Positron Emission Tomography)，fMRI (functional magnetic resonance imaging)
4. 右利き患者，右利き患者，左利き患者，左利き患者
5. 脳梁
6. 交連切開術，分離脳患者
7. ブローカ失語症（表出性失語症）
8. ウェルニッケ失語症（受容性失語症）

9. 伝導失語症

10. 失読症，失書症

11. ウェルニッケ－ゲシュビントモデル

12. 心の理論

13. 誤信念，誤信念課題，サリーとアン課題

14. オキシトシン

15. 室傍核，扁桃体，平滑筋，対人関係，ケア，信頼

引用・参考文献

1. J.P.J. ピネル（著）・佐藤敬・泉井亮・若林孝一・飛鳥井望（翻訳）（2005）ピネル バイオサイコロジー──脳 心と行動の神経科学．西村書店．
2. Myers, R. E., and Sperry, R. W., 1953, Interocular transfer of a visual form discrimination habit in cats after section of the optic chiasm and corpus callosum, Anal. Rec. 115 : 351-352.

さらに詳しく学びたい方のために

S.C. Bhatnagar（著），舘村卓（翻訳）（2009）神経科学原著第3版コミュニケーション障害理解のために．医歯薬出版．

11 | 睡眠・生体リズム

《**本章の目標＆ポイント**》　睡眠は生存に必須の営みであり，心の健康の維持にも必要な機能である。第11章では，睡眠の生物学的基礎について理解することを目標とする。また，睡眠のように周期性のある生体リズムについても学ぶ。

《**キーワード**》　脳波，眼電図，筋電図，睡眠段階，レム（REM；rapid eye movement）睡眠，ノンレム（non-REM）睡眠，網様体賦活系，睡眠過剰症（ナルコレプシー），サーカディアンリズム，視交叉上核

1. 睡眠の3つの指標と睡眠段階

　どの状態を「睡眠」と呼ぶのかは，実は判断は難しい。例えば，読者の皆様は嘘寝という言葉を使い，子供の頃に寝たふりをしたことはないだろうか。確かに一見して，その人が眠っているかどうかを判断することは難しく，仮に眠っていたとしても，眠りの深さを見ることができない。この「睡眠」の状態を知るための指標は3つある。それは，脳波，眼電図，筋電図である。

　睡眠はさらに脳波の特徴によっていくつかの段階に分類される。これは睡眠段階と呼ばれ，現在はアラン・レクトシャッフェン（Allan Rechtschaffen）とアンソニー・ケイルズ（Anthony Kales）が考案した睡眠段階が国際基準となっている。睡眠は，脳波によって下記の5段階に分けることができる。

- 段階 1：入眠時のうとうとした状態で覚醒時に認められた α（アルファ）波や β（ベータ）波は消失し，代わりに低振幅速波や θ（シータ）波が現れ，ゆっくりとした眼球運動（slow eye movement；SEM）が観察される。

- 段階 2：自覚的にも眠りに入った状態で睡眠紡錘波や K 複合波が現れるのが特徴である。K 複合波は聴覚刺激に反応して出現することが明らかにされている。また，段階 2 では SEM は消失する。

- 段階 3：中等度睡眠にあたる。かなり大きい刺激を与えないと起きず，δ（デルタ）波は 20%〜50%未満である。

- 段階 4：深睡眠にあたり，δ 波が 50%以上を占める。

- 段階レム（REM；rapid eye movement）：レム睡眠は低振幅の脳波と素早い眼球運動が特徴である。また，この段階で起こすと夢を見ていたと報告することが多い。

　睡眠は全部で上記の 5 段階に分けられ，段階 1 から 4 をまとめてノンレム（non-REM）睡眠と呼ぶ。脳波によって睡眠の深さが測れるようになったので，睡眠は，それが始まると 1 から 4 にかけて深まり，4 から 1 へと戻り，段階レムを経て再び深まることがわかかった。この一連の流れは 1 時間半ほどで繰り返し，人の平均睡眠時間は 8 時間ほどであるため，通常の睡眠時間では，4〜5 回ほど段階レムを経験する。つまり，4〜5 回ほど夢を見るわけである。

　睡眠を特徴づける脳波には以下の種類があるので，これも睡眠段階と合わせて覚えて欲しい。

● α波

・頭部後方部分で覚醒時に出現する 8Hz – 13Hz の律動であり，精神的に比較的活動していない時に出現する。

・注意や精神的努力によって抑制，減衰する。

・加齢により徐波化[*1)]する傾向がある。

・α波の発生は，視床からの入力によるとする説，皮質間の連絡によるとする説など，諸説ある。

● β波

・β波は 14Hz 以上の律動であり，速波とも呼ばれる。

・30Hz 以上で γ（ガンマ）波と分類することもある。

・もっともよく認められるものは前頭部から中心部に記録される。

・開眼により覚醒度が上がると β波が出現する。

・β波の発生は，扁桃体や海馬の関与が考えられているが，明らかになっていない。

● θ波

・θ波は 4Hz – 8Hz の律動であり，δ波と合わせて徐波と呼ばれる。

・α波が徐波化して θ波が出現する場合は後頭葉に多く認められ，傾眠時は側頭葉に多く認められる。

どの脳波が生じるのかは，視床の神経細胞の活動の状態に依存している。中等度の過分極状態では睡眠段階 2 に出現する睡眠紡錘波が生じ，さらに深い過分極となる場合，δ波（1-3Hz）となる。この視床の神経細胞の活動水準は後述する脳幹網様体の働きによって制御されている。

---

*1)　θ波や δ波が多く出現するようになること。

2. なぜ眠るのか？

　そもそも，なぜ眠るのかについては，十分にわかっていない。これについては，いくつか学説があり，覚醒中に攪乱させられた恒常性[*2)]を睡眠によって回復するためという回復説や，夜になると眠るようにプログラムされているためという概日説など，諸説ある。

　様々な動物の睡眠を比較してわかったことは，哺乳類のすべての動物が眠るので，なにかしらの生理的意義があるということである。睡眠は捕食の危険性を増加させるのに，それでも淘汰されずに残っているということは，何かしらの機能があることを示唆している。また，高度な機能ではないことも，動物の比較分析から明らかにされた。さらに，それぞれの動物では睡眠時間の長さに違いがあることから，生存に不可欠だが，長時間必要というわけではないこともわかった。最後に，睡眠時間は，眠っている時にその動物がいかに無防備であるか，また，毎日栄養を取ることや生存に必要なほかの活動に何時間必要であるかということに関連することが示された。例えば，シマウマは絶え間なく草を食べなくてはいけないので，2 時間しか眠らないが，アフリカライオンは獲物で腹いっぱいになったあとは 2 ～ 3 日間も続けて眠ることがある。

　睡眠の機能をさらに知るためには，睡眠不足になるとどうなるかを調べたら良い。人を対象とした研究では，3 ～ 4 時間の睡眠不足で，眠気の増大，情緒不安定，警戒度の低下が見られることがわかっている。また，2 ～ 3 日の睡眠不足となると，微小睡眠（2 ～ 3 秒の睡眠）の増大，創造性の低下が見られる。動物を対象とした研究では，一般にカルーセル実験装置が使用される（図 11-1）。実験で断眠させられたラットは数日で死亡するが，対のラットは元気に生き残ることが報告された。この実験から，断眠はストレスなのではないかとの考えが提起された。実

＊2)　体内の生理的安定性。

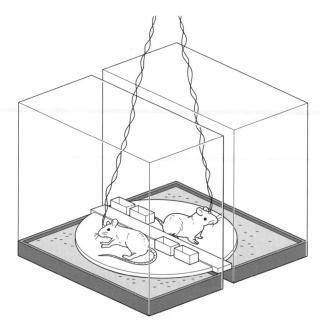

カルーセル実験装置。睡眠を課す実験ラットと，対になった対照ラットに同じ
回数とパターンの円盤回転を負荷する。両方のラットが乗っている円盤は，実
験ラットで睡眠の脳波を検出するたびに回転する。眠っているラットがすぐに
起きなければ，水の中に落ちてしまう。(Rechtschaffen et al., 1983 より改変)

出典：ピネル　バイオサイコロジー──脳　心と行動の神経科学. 西村書店. p.277

図 11-1　カルーセル実験装置

際，断眠させられたラットの副腎は肥大し，胃潰瘍，内出血などが見ら
れた。

　断眠は，ノンレム睡眠とレム睡眠を剥奪する作業であるが，レム睡眠
だけを選択的に剥奪するレム睡眠不足にすると，レム睡眠の時間が代償
性に増加することがわかっている。ただし，レム睡眠の役割はいまだに
不明で，記憶の定着に重要なのではないかという見方が強くあるが，そ

の詳細はわかっていない。実際，三環系抗うつ薬はレム睡眠をブロックするが，それにともなう記憶の影響は認められないとの報告がある。

3. 睡眠の神経機構

　睡眠の神経機構については，諸説あったが，現在では網様体賦活系説[3]が主流となっている。また，睡眠の神経機構については次の3つの重要な知見がある。

①　睡眠は神経系の休止で起こるわけではない。レム睡眠中に活動性が上昇する神経もある。

②　脳内には睡眠促進回路が存在する。

③　眼球運動等の睡眠に伴う種々の現象は睡眠そのものとは分離不可能である。

　また，睡眠調節に関与する3領域として，縫線核，網様体，基底前脳領域がある。縫線核を破壊すると不眠が引き起こされ，網様体はレム睡眠に関与することがわかっている。また，基底前脳領域を破壊すると睡眠時間は大きく減少する。

　睡眠の神経機構については，睡眠障害の研究からも，様々な知見が提供されている。睡眠過剰症（ナルコレプシー）は，オレキシン（ヒポクレチン）を作り出す神経細胞が働かなくなるために起こる睡眠障害である。ナルコレプシーは古くから知られていた睡眠障害の一つで，日中に突然強い眠気が出現して，眠り込んでしまう病気である。ナルコレプシーの眠気は強烈で睡眠発作と呼ばれる。それは，入学試験中や初めてのデート中，顧客との商談中に眠り込んでしまうほどである。また，眠気が襲ってきたことに気づく前に眠り込んでしまうため，居眠りをしたことに本人が気づかないこともある。ナルコレプシーに特徴的な症状として，びっくりしたり大笑いしたりした時に全身や身体の一部の力が抜け

---

[3]　中脳から延髄にかけて広がる網目状の神経線維。脳幹網様体とも呼ばれる。この網様体が活動することで覚醒水準が維持され，休止することで睡眠が起こるという考えを，網様体賦活系説という。

208

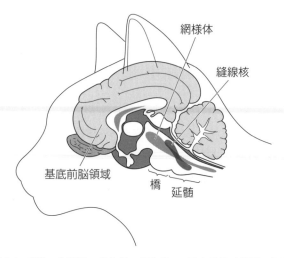

出典：J.P.J. ピネル（著）・佐藤敬・泉井亮・若林孝一・飛鳥井望（翻訳）（2005）ピネル バイオサイコロジー——脳 心と行動の神経科学. 西村書店から作成.

図11－2　尾部網様体中の縫腺核の位置

てしまうカタプレキシー（情動脱力発作），寝入りばなに出現する幻覚様の体験（入眠時幻覚）や金縛り（睡眠麻痺）がある。ナルコレプシーの原因が，オレキシンを作り出す神経細胞の機能不全によって起こることは既に述べた。この神経細胞に機能不全を起こす遺伝子の異常は犬のナルコレプシーの血統で見つかり，同様の遺伝子異常をネズミで再現したところ，ナルコレプシーの症状が出現した。さらに，ナルコレプシーの患者では脳脊髄液中のオレキシンがほとんど消失していることから，この病気の原因がオレキシンであることが確認された。

　睡眠障害には，ナルコレプシーのような過眠症のほかに不眠症がある。不眠症の多くは医師が起こしたもの（医原性）が多く，睡眠薬を多く処方したことによって，耐性ができた結果，そのような状態に至る。睡眠が影響する薬剤は，これまでベンゾジアゼピン系の薬物が主流だったが，

近年，副作用の少ないオレキシン受容体の拮抗薬*4)が流通している。

4. 睡眠に関する最新の研究動向

　国内には，睡眠の基礎研究に特化した研究拠点として，筑波大学の「国際統合睡眠医科学研究機構（WPI-IIIS）」がある。同研究所の柳沢正史先生と船戸弘正先生は，2016 年 11 月に研究成果を英科学誌 Nature に発表した。それは，睡眠・覚醒の制御に直接関わる 2 つの遺伝子を発見したというものであった。ヒトを含むすべての動物がなぜ眠らなくてはならないのか，そして睡眠・覚醒はどのように制御されているのかについては，前述の通り，神経・生理心理学における難問の一つとされてきた。これまで睡眠と直接関わる遺伝子は見つかっていなかったため，この研究成果は，「眠気」とは何かを知る突破口になると考えられ，将来的には睡眠障害などの治療への応用も期待されている。

　この研究成果をもたらした手法が「フォワードジェネティクス（順遺伝学）」である。伝統的な科学は，仮説と検証のプロセスにより営まれる。まず仮説を立て，その仮説を検証するために観察や実験を繰り返し，それを実証するなり否定することで普遍性の高い真理へと迫っていくことが定石であった。ところが，睡眠・覚醒のメカニズム解明というテーマは，意味のある仮説が立てられないくらいほど謎が深まっている。

　そこで，研究グループは，遺伝性が見られる形質（表現型）から，その原因となる遺伝子を探り当てる「フォワードジェネティクス（順遺伝学）」と呼ばれる手法を採用した。それは以下のような手法である。

- ●遺伝情報に変化を引き起こす作用を持つ物質（エチルニトソロウェア）を雄のマウスに投与し，精子の DNA にランダムに傷を付ける。

---

*4)　商品名はベルソムラである。

- 精子の DNA にランダムに傷が付いたマウスの子として生まれた次世代のマウスについて，脳波と筋電図を測定することで睡眠・覚醒行動に異常が見られないかどうかを確認する。

- 睡眠時間が非常に長かったり，また非常に短かったり，明らかに異常な睡眠パターンを示すマウスが見つかれば，さらにその次世代のマウスも作製する。

- 親と同様の睡眠異常が認められれば遺伝性があると判断し，そのマウスの家系に共通する遺伝子を突き止めていく。

　研究グループは約 6 年間にわたり，8000 匹を超えるマウスを作製し，睡眠行動の異常の有無を丹念に調べていった。そして，覚醒時間が顕著に減少しているマウスの家系と，レム睡眠が顕著に減少しているマウスの家系が見つかってきた。第 2 世代のマウスで見つかった遺伝子の異常は 1000 以上もあったが，そこから，それぞれの表現型と関連の深い遺伝子を絞り込んでいき，さらにその遺伝子を，最新のゲノム編集技術*5) を用いてマウスに組み込み，遺伝子に異常を持つマウスを再現した。その結果，遺伝子の異常を人為的に引き起こしたマウスでは，覚醒時間の減少，レム睡眠の減少といった表現型を示すことが確認され，睡眠・覚醒の制御にかかわることが新たに示された遺伝子と睡眠・覚醒との因果関係を実証することができた。その遺伝子とは，「Sik3」と「Nalcn」という 2 つの遺伝子である。

　「Sik3」遺伝子に変異を持つマウスの家系は，睡眠時間が異常に長く，起きている時間が極端に短かった。これまで睡眠の量や質の調節と直接関わる分子は見つかっておらず，タンパク質リン酸化酵素である Sik3

---

*5)　DNA の狙った位置を切断し，改変する技術。詳しくは第12章を参照。

は，「眠気」のシグナルを構成していると考えられた。さらに，Sik3 は，ショウジョウバエや線虫でも睡眠制御に働くことが突き止められ，睡眠制御に普遍的に関与していることが示唆された。

一方，「Nalcn」遺伝子に異常を持つマウスでは，レム睡眠が極端に減少していた。睡眠にはサイクルがあり，レム睡眠とノンレム睡眠を交互に繰り返していることは既に述べた。レム睡眠は，身体が眠りに落ちても脳は活発に動いている状態である。Nalcn は，ノンレム睡眠とレム睡眠の切り替えに関わるタンパク質を作り出している可能性があり，睡眠の切り替えに関わる生物学的基盤の解明につながることが期待されている。

柳沢先生は前述の「オレキシン」を発見し，報告した研究者でもある。WPI-IIIS では，このオレキシンの作用を活性化させるナルコレプシーの薬を創ることも，主要な研究プロジェクトとなっている。そこで，同研究所には，かつて製薬会社で 2 つの創薬を成し遂げた合成化学者の長瀬博教授を招聘し，オレキシン受容体作用薬として，水溶性が高く，低濃度（10-9mol/L 前後）でも活性を示す化合物（YNT-185）の創製にこぎ着けた。こちらの成果は 2015 年に発表しており，その中で YNT-185 の構造が明かされたため，多くの製薬会社も一斉に創薬を目指して，その構造の最適化に挑んでいる。このように，睡眠・覚醒は，その基礎原理の解明から臨床場面への適用を目指した開発まで，現在，目覚ましい発展を遂げている。

5. 生体リズム

睡眠の意義については，夜になると眠るようにプログラムされているためという概日説がある。これは，生体には一定のリズムがあるという考え方である。生体には 100 ミリ秒で周期的に発射する冷受容器のインパルス発射率，心拍のような秒単位の現象がある。また，新生児に見ら

れる数時間周期の睡眠，覚醒，多くの動物に見られる24時間の活動性リズム，さらにはラットの4－5日の発情周期，ヒトに見られる約1ヵ月の月経周期も生体が示すリズムである。1年を単位とする鳥の渡りなども含めて，これらはいずれも生体リズムと呼ばれているものである。

　24時間を周期とする生体リズムはサーカディアンリズムと呼ばれる。このサーカディアンリズムを担う脳の領域が視交叉上核である（図11-3）。これは視交叉の直上で視床下部の第三脳室の底部にある一対の小さな神経核である。視交叉上核は哺乳類動物における睡眠と行動，さらに内分泌等の生理的現象のサーカディアンリズムを支配する最高位中枢であり，ほかの脳部位や末梢臓器に見られないリズム形成能力を持っている。これは，生体から取り出した視交叉上核が，外界からの刺激が無くとも何週間たってもサーカディアンリズムを示すこと，さらには，生体で視交叉上核を周辺の脳組織から切り離すと，視交叉上核では神経活動のサーカディアンリズムが見られるが，切り離された脳組織では観察されないこと，そして，生体で視交叉上核を破壊するとサーカディアンリズムが失われるが，別の動物から採取した視交叉上核を移植するとサーカディアンリズムが回復すること，といった一連の実験から明らかにな

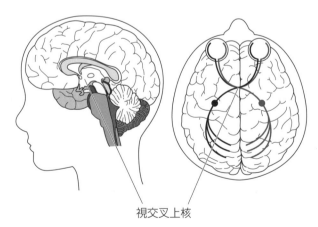

視交叉上核

図11-3　脳内の視交叉上核の位置

った。視交叉上核の個々の細胞は，リズム形成能力の基礎となる転写－翻訳のフィードバックループを持つが，これは末梢の細胞が持つメカニズムも同様である。しかし，視交叉上核には独自の細胞間コミュニケーションが高度に発達しており，これによって視交叉上核は生体リズムの中枢となっている。このメカニズムの一端は，近年の精力的な研究により明らかにされた。1997 年，哺乳類のサーカディアンリズムの分子機構の中核をなす遺伝子として Clock，Per1，Per2 が発見された。細胞がなすリズムは，これらの遺伝子の転写と翻訳を介したフィードバックループ機構によって成り立っている（図 11-4）。まず CLOCK タンパク質と BMAL1 タンパク質の二量体が，Per 遺伝子（Per1，Per2）のプロモーター*6)上の E-box 配列*7)に結合し，Per 遺伝子の転写を活性化する。PER タンパク質が細胞質に蓄積してくると，転写を抑制する因子である CRY タンパク質（CRY1，CRY2）と結合して核へ移行し，自身の転写を促進していた CLOCK/BMAL1 の転写活性を抑制する。これでループが閉じ，一旦は Per の転写量が低下し，PER タンパク質が減少する。すると，再び CLOCK/BMAL1 による Per の転写活性が上がる。このようなループ状のシステムによって細胞時計は維持されている。Per1，Per2，Bmal1，Clock は視交叉上核のほとんどの神経細胞において強く発現しており，Per1 と Per2 は，明期に高く，暗期に低い振動を示す。一方，Bmal1 は，明期に低く暗期に高い。そして Clock は一日のどの時点においても同程度に発現しているという特性を持っている。また，これらは全て時計遺伝子と呼ばれる。

　サーカディアンリズムより短い生体リズムをウルトラディアンリズム（ultradian rhythm）と呼び，サーカディアンリズムより長い生体リズムをインフラディアンリズム（infradian rhythm）と呼ぶ。さらに，週，月，年単位の生体リズムはそれぞれサーカセプタンリズム（circaseptan

---

＊6)　DNA における転写制御を担う領域。
＊7)　転写を活性化するタンパク質が結合する DNA の配列。

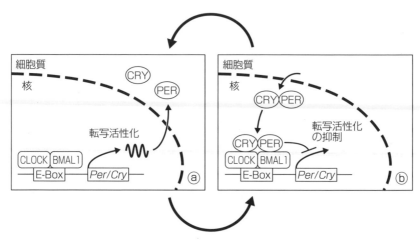

図 11-4　時計遺伝子の翻訳産物による生物時計の
転写制御フィードバック機構

rhythm)（7±3 日），サーカトリジンタンリズム（circatrigintan rhythm）
（30±7 日），サーカニュアルリズム（circannual rhythm）（1 年±2 月）
と呼ばれている。

演習問題

【問題】

1. 睡眠の状態を知るための指標は 3 つある。それは，（　　　），
（　　　），（　　　）である。

2. 睡眠はさらに脳波の特徴によっていくつかの段階に分類される。
これは（　　　）と呼ばれ，現在はレクトシャッフェンとケイルズ
が考案したものが国際基準となっている。

3. 睡眠段階 1 では，入眠時のうとうとした状態で覚醒時に認められた

（　　　）や（　　　）は消失し，代わりに低振幅速波や（　　　）が現れ，ゆっくりとした眼球運動（slow eye movement；SEM）が観察される。

4. 睡眠段階2では，自覚的にも眠りに入った状態で（　　　）や（　　　）が現れるのが特徴である。（　　　）は聴覚刺激に反応して出現することが明らかにされている。

5. 睡眠段階3は，中等度睡眠にあたる。かなり大きい刺激を与えないと起きず，脳波に（　　　）が20〜50％未満の割合で認められる。そして，睡眠段階4は深睡眠にあたり，（　　　）が50％以上を占める。

6. （　　　）は低振幅の脳波と素早い眼球運動が特徴である。また，この段階で起こすと夢を見ていたと報告することが多い。レム睡眠を除く，睡眠段階1から4をまとめて（　　　）と呼ぶ。

7. 脳波によって睡眠の深さが測れるようになったので，睡眠は，それが始まると1から4にかけて深まり，4から1へと戻り，段階レムを経て再び深まることがわかった。この一連の流れは（　　　）時間半ほどで繰り返し，人の平均睡眠時間は（　　　）時間ほどであるため，通常の睡眠時間では，（　　　）〜（　　　）回ほど段階レムを経験する。

8. なぜ眠るのかについては，いくつか学説があり，覚醒中に撹乱させられた恒常性を睡眠によって回復するためという（　　　）や，夜になると眠るようにプログラムされているためという（　　　）などがある。

9. 人を対象とした研究では，3〜4時間の睡眠不足で，（　　　）の増大，（　　　）不安定，（　　　）の低下が見られることがわかっている。また，2〜3日の睡眠不足となると，（　　　）の増大，創造

性の低下が見られる。動物を対象とした研究では，一般に（　　　　）実験装置が使用される。実験で断眠させられたラットは数日で死亡することが報告された。この実験から，断眠はストレスなのではないかとの考えが提起された。実際，断眠させられたラットの（　　　　）は肥大し，胃潰瘍，内出血などが見られた。

10. 睡眠の神経機構について，今は（　　　　）説が主流となっている。

11. 睡眠調節に関与する３領域として，（　　　　），（　　　　），（　　　　）がある。（　　　　）を破壊すると不眠が引き起こされ，（　　　　）はレム睡眠に関与することがわかっている。また，（　　　　）を破壊すると睡眠時間は大きく減少する。

12. （　　　　）は，オレキシン（ヒポクレチン）を作り出す神経細胞が働かなくなるために起こる睡眠障害である。特徴的な症状として，びっくりしたり大笑いしたりした時に全身や身体の一部の力が抜けてしまう（　　　　），寝入りばなに出現する幻覚様の体験（入眠時幻覚）や金縛り（睡眠麻痺）がある。

13. 睡眠障害には，ナルコレプシーのほかに不眠症がある。不眠症の多くは（　　　　）が起こしたもの（医原性）が多く，睡眠薬を多く処方したことによって，耐性ができた結果，そのような状態に至る。睡眠が影響する薬剤は，これまで（　　　　）系の薬物が主流だったが，近年，副作用の少ないオレキシン受容体の拮抗薬が流通している。

14. 24 時間を周期とする生体リズムは（　　　　）と呼ばれる。このリズムを担う脳領域が（　　　　）である。

15. サーカディアンリズムより短い生体リズムを（　　　　）と呼び，サーカディアンリズムより長い生体リズムを（　　　　）と呼ぶ。さらに，週，月，年単位の生体リズムをそれぞれ（　　　　）（7±3 日），サー

カトリジンタンリズム（circatrigintan rhythm）（30±7 日），サーカニュアルリズム（circannual rhythm）（1 年±2 月）と呼んでいる。

解答

1. 脳波，眼電図，筋電図
2. 睡眠段階
3. α 波，β 波，θ 波
4. 睡眠紡錘波，K 複合波，K 複合波
5. δ 波，δ 波
6. レム（REM；rapid eye movement）睡眠，ノンレム（non-REM）睡眠
7. 1，8，4，5
8. 回復説，概日説
9. 眠気，情緒，警戒度，微小睡眠（2 ～ 3 秒の睡眠），カルーセル，副腎
10. 網様体賦活系
11. 縫線核，網様体，基底前脳領域，縫線核，網様体，基底前脳領域
12. 睡眠過剰症（ナルコレプシー），カタプレキシー（情動脱力発作）
13. 医師，ベンゾジアゼピン
14. サーカディアンリズム（circadian rhythm），視交叉上核
15. ウルトラディアンリズム（ultradian rhythm），インフラディアンリズム（infradian rhythm），サーカセプタンリズム（circaseptan rhythm）

引用・参考文献

Rechtschaffen, A., Bergmann, B. M., 1995, Sleep deprivation in the rat by the disk-over-water method. Behav. Brain. Res. 69 : 55-63.

さらに詳しく学びたい方のために

櫻井武（著）(2012)〈眠り〉をめぐるミステリー 睡眠の不思議から脳を読み解く. NHK 出版.

12 | 遺伝子と行動

《**本章の目標＆ポイント**》　第12章では，親から受け継いだ遺伝子の情報に基づいて合成されたタンパク質が，私たちの身体をどのようにかたちづくるのか，そして私たちの行動にどのような影響を与えるのかについて学ぶ。

《**キーワード**》　デオキシリボ核酸（DNA），リボ核酸（RNA），遺伝子改変技術，遺伝－環境論争，行動主義，環境主義，選択交配実験，交差里親コントロール実験，家系研究，双生児研究，一卵性双生児，二卵性双生児，分子遺伝学研究

1. 遺伝の基礎

　遺伝とは，親の形質が子に伝わる現象である。古典的な家系研究や双生児研究の結果は，性格または気質などの特定の行動傾向，さらには精神神経疾患などの行動異常の発露に遺伝的要因が密接に関わることを示唆した。そのため，心理学者は「遺伝」を極めて重要な概念と捉えてきた。科学的心理学の創成期に遺伝－環境論争が心理学の中心テーマの一つであったことからも，この概念の重要性を伺うことができる。

　遺伝という生命現象を媒介するのが遺伝子である。遺伝子は生命の根源となるデオキシリボ核酸（DNA）より成り立ち，生命活動に必要な数多くのタンパク質を作り出すための情報となる。また，タンパク質合成のための中間物質となるリボ核酸（RNA）を作り出す場でもある。この「遺伝子」と先述の「遺伝」は不可分な概念であるが，遺伝とは異なり遺

伝子はこれまで心理学者にとって馴染みの薄い概念であった。ところが，遺伝子に人為的に変異を引き起こす遺伝子改変技術が1980年代から1990年代中頃にかけて進歩し，酵母やミバエの遺伝子改変技術を応用して遺伝子改変マウスが造られるようになると，この状況は一変した。マウスを対象とした遺伝子改変技術の発達は心理学の新たな研究領域を切り拓き，正常または異常な行動を制御する遺伝子の発見を目的とした研究が展開されるようになった。マウスと同様に心理学の動物実験で多く使用されるラットも胚性幹細胞（ES細胞）の樹立に成功し，遺伝子改変技術の適用が進みつつある。また，最近では，霊長類の真猿類に属するコモンマーモセットでも遺伝子改変動物の作製に成功し，注目を集めている。

　前述の動物を対象とした遺伝子改変技術の進歩は，ヒトを研究対象とする心理学者にとっても決して無縁の事柄ではない。心理学者はこれまで動物行動それ自体を研究するためだけでなく，ヒトのモデルを提供するために動物を研究対象としてきた。実際，およそ7％の心理学研究で動物が使用され，そのうち95％がマウスやラットなどを対象とし，研究結果は不安，ストレス，攻撃性，抑うつ，薬物嗜癖，摂食障害，過緊張，アルツハイマー型認知症など，様々な心理学的問題の理解と介入法開発に重要な役割を果たしてきた。

　そこで本章では，行動と遺伝子に関わる研究のアウトラインをはじめに概観し，次に動物を対象とした遺伝子改変技術について遺伝子操作による損傷法（ノックアウト法）を中心に紹介する。そして，最後に遺伝子改変動物の行動研究の最新の知見を紹介する。この章の2，3節では主にマウスで得られた知見を中心に紹介するが，それは次の3つの理由による。

　①　マウスは遺伝子改変技術が確立されており，遺伝子改変動物を用

いた研究結果が豊富である。

② マウスの持つ遺伝子の約99％がヒトにおいて相同遺伝子*1)として存在し，さらに近交系*2)が確立されていることから，遺伝子が行動に与える影響を検討するモデル動物として優れている。

③ マウスの実験動物としての特長を理由に全ての遺伝子のノックアウトマウス*3)を作製する国際プロジェクトが立ち上がり，それらを包括した International Knockout Mouse Consortium（IKMC），さらに遺伝子改変マウスの表現型*4)を網羅的に解析する International Mouse Phenotyping Consortium（IMPC）が設立され，精力的に研究が進められている。

　紹介されるマウスの知見，そのほかの動物実験の結果はヒトのモデルを提供するものであり，最終的にはヒトの行動と遺伝子との関係の理解につながる。公認心理師資格が国家資格となり，心理学を学ぶ者に幅広い知識が求められる時代となった。心についての生物学的アプローチを苦手とする読者でも興味を持てる内容とするよう心がけたので，是非，本章を通じて心を調節する「遺伝子」の不思議を堪能して欲しい。

2. 行動と遺伝子

　ヒトを対象とした心理学の初期の論争に遺伝–環境論争がある。しかし，20世紀前半の行動研究においては行動主義が席巻し，この時代の心理学者のほとんどが行動は環境の影響によって成立すると考えていた。これは環境主義と呼ばれる考え方である。だが，選択交配実験をラットの迷路走行に絞って行い，行動表現型*5)を選択的に育てられることを

*1) 同一の祖先に由来し，同じ構造・機能を持つ遺伝子。
*2) 20世代以上にわたり近親交配を継続して得られた，遺伝的にほぼ同一の個体。
*3) 第12章 p.228 参照。
*4) 一定の遺伝子型を持つ生物が示す形態的・生理的性質。
*5) 認知・性格・行動パターン。

示した古典的研究は，この環境主義に一石を投じた。この研究では，多数の雑多な種類のラットに複雑な迷路を走行させ，ゴールの箱に到達した際に報酬として食物を与えた。そして，この訓練中の迷路学習の成績が良い，すなわち間違った路地に入る数が最も少ない雄と雌を交配させ，さらに，訓練中の迷路学習の成績が最も悪い雄と雌も交配させた。迷路が得意，不得意のそれぞれの家系で子孫が成長した後に，それらの迷路学習能も分析し，その子孫の中で迷路が得意，不得意の雌雄をさらに選び，交配させるという選択交配実験を行った。これは21世代まで続けられ，8世代頃から迷路が得意な家系で成績の悪いラットでも，迷路が不得意な家系で成績が良いラットよりも優れた成績を収めるようになった。この研究ののち，さらに交差里親コントロール実験が行われ，遺伝以外の方法で迷路学習能が親から仔へ伝わった可能性が検討された。その結果，迷路が得意な家系の仔を迷路が不得意な家系の親に育てさせても迷路得意家系の仔の成績は良く，逆に迷路が不得意な家系の仔を迷路が得意な家系の親に育てさせても迷路不得意家系の仔の成績は悪いままであった。

　この研究を皮切りに，多くの選択交配実験で行動と遺伝子の関係を明らかにする試みがなされた。そして，行動の発達は遺伝子によって多分に調節されることが明らかとなった。しかし，この結論は環境の影響が全くないことを示しているのではない。別の研究では，行動に与える遺伝子と環境の相互作用を示す極めて重要な研究が行われている。その研究では，迷路が得意または不得意な家系のラットが通常の飼育ケージ（貧環境），またはケージ内にトンネル，立体交差，看板などの環境刺激を置いた飼育ケージ（豊環境）で育てられた。その結果，貧環境で育てられた場合にのみ，迷路が不得意な家系のラットは，迷路が得意な家系のラットよりも迷路学習の成績が悪いことが示された。つまり，行動の

発達は遺伝子によって調節されるが，発達早期の環境刺激はこの遺伝子の悪影響を克服することができたのである。

　遺伝子改変技術が登場するまで，前述の選択交配実験および交差里親コントロール実験は，動物における行動と遺伝子の関係，遺伝子と環境の相互作用を検討する方法として多く用いられていた。一方，ヒトでは血縁間の行動の類似性を見る方法（家系研究，双生児研究）が用いられていた。しかし，血縁間では遺伝的なつながりだけでなく環境も共有していることが少なくない。もし，芸術の才能が親から子へ受け継がれるとして，それが遺伝によるものか，芸術を育む環境を親が熟知し，それを提供した結果によるものかはわからない。そこで，この疑問に答えるために心理学者は双生児研究，とりわけ養子に出されて異なる環境で育てられた双生児を中心に研究を行った。そして，この際に後述の一卵性双生児と二卵性双生児の比較が重要な役割を果たす。

　一卵性双生児は一つの受精卵から発生するので遺伝子が持つ情報は同一である。一方，二卵性双生児は二つの受精卵から発生するので，それぞれの遺伝子が持つ情報の類似性は一卵性双生児よりも低い。そのため，一卵性双生児と二卵性双生児の比較は，先述の遺伝と環境の影響を区別するのに役立つ。ミネソタ研究は，別々に育てられた多くの一卵性および二卵性双生児を対象とした大規模研究である。実験参加者の年齢は 19 ～ 68 歳であり，双生児はミネソタ大学で知能と性格に関する心理テストを約 50 時間にわたって受けた。その結果，一卵性双生児は二卵性双生児に比べて，両者が環境を共有しているか否かに関わらず，すべての心理テストにおいて類似の成績を示した。ウェクスラー式成人知能検査はミネソタ研究以前の双生児研究でも多く用いられており，ミネソタ研究はこれらの先行研究と同様の結果を得て，知見の妥当性が支持された。さらに，最近の研究では MRI[6] で計測した脳の灰白質[7]の量が，

＊6)　Magnetic Resonance Imaging の略。強い磁場を使って体内の状態を断面像として描写する方法。

＊7)　中枢神経系の神経組織のうち，神経細胞の細胞体が存在している部位。

二卵性双生児に比べて一卵性双生児でより高い相関を示し，さらに知能と相関していることが示された。これらの研究結果を鑑みると，ヒトの知能を測定する心理テストでの回答行動は，遺伝子によって多分に調節され，環境の影響が全くないように思われる。しかし，ミネソタ研究では実験参加者すべてが先進国（イギリス，カナダ，アメリカ）において養子受け入れの厳しい基準を満たす両親に育てられたということに留意しなければならない。もし，極端に異なる環境で双生児が育てられていたならば研究結果は違ったものになっただろう。つまり，前述のラットを対象とした研究のように，発達早期の環境刺激が遺伝子の影響を克服する可能性は十分に考えられる。

　ヒトで血縁間の行動の類似性を見るもう一つの方法に家系研究がある。近年，この家系研究に分子生物学的手法を導入した分子遺伝学研究が発展した。この種の研究の多くは，ある心理的形質をもつ家族を見つけ，そうでない家族と比較する。そして，最終的には標的となる形質と相関する染色体あるいは遺伝子を見つけることを目的とする。例えば，性格検査で新奇探索傾向と評価された心理的形質は，ドーパミン受容体のサブタイプである D_4 受容体の発現を制御する遺伝子の働きと関係があることが報告されている。また，アルコール依存症の父を持つ子供はアルコール依存症に陥りやすいという報告が古くからあるが，その子供ではアルコールを飲んだ際に快感情をもたらすエンドルフィンが脳内で多く分泌されることが報告されている。これはアルコール依存症への遺伝的脆弱性の存在を示唆する知見である。しかし，分子遺伝学研究の結果はその解釈に注意しなければならない。例えば，ドーパミン受容体のサブタイプである D_2 受容体の発現を制御する遺伝子もエンドルフィンの発現を制御する遺伝子と同様にアルコール依存症に関わることが報告されている。さらに D_2 受容体の発現は薬物依存，肥満，ギャンブル依

存など，様々な心理的形質に関係する可能性が示されている。このように，単一の心理的形質が多くの遺伝子の影響を受けることが報告され，さらに単一の遺伝子が多くの形質に影響を与えることも報告されている。そのため，分子遺伝学研究が明らかにする遺伝子と行動の関係は，その複雑性から知見の集積に伴って研究結果の解釈が変更されることが予想される。従って，研究結果を即時に鵜呑みにして遺伝子の働きを断定的に述べることは避け，新たな研究の切り口として参考にするのが望ましい。また，最近の分子遺伝学研究では遺伝子と行動の関係を推定するだけでなく，それに影響を与える環境因子の同定も大きなテーマとなっている。これにより，遺伝子と行動の関係はさらにその複雑性が増すだろう。

　本節の最後に量的形質について述べたい。遺伝によって受け継がれる形質を質的形質と量的形質に大別する分類がある。質的形質とは ABO 式血液型のように不連続で質的な違いとして示される形質を指し，これは少数あるいは単一の遺伝子の影響を受けると考えられている。一方，量的形質とは身長のように連続した実数あるいは整数で示される形質を指し，複数染色体上の多数の遺伝子の影響を受けると考えられている。心理的形質の多くは集団の中で量的に連続性があり，かつ統計的に正規分布するため量的形質であると考えられている。従って，単一遺伝子ではなく多くの遺伝子の働きの影響を受けることが予想される。この量的形質に影響を与える遺伝子群が染色体やゲノム上において占める位置を「量的形質遺伝子座（QTL）」と呼び，QTL は連鎖解析[8]，ポジショナルクローニング[9]などの方法を用いて検討される。これらの方法の詳細については他書を参考にされたい。

　これまで見てきたように，行動と遺伝子の関係に関する研究は，古くは動物での選択交配実験および交差里親コントロール実験，ヒトでの家

---

[8]　複数の遺伝子間の連鎖関係を調べ，遺伝子間の相対的距離を調べて連鎖地図を作製したり，近隣に存在する遺伝子を推定したりする解析法。

[9]　病気，特に単一の遺伝子が原因となって引き起こされる疾患の原因遺伝子を探る方法。

系研究および双生児研究を通じて行われてきた。しかし，分子生物学が急速に発展した影響で遺伝子改変技術が進歩し，遺伝子改変動物を対象とした行動解析実験が行われるようになった。また，ヒトを対象とした研究でも分子生物学的手法を取り入れた分子遺伝学研究が発展し，行動と遺伝子，心と遺伝子の関係に関する知見の集積がこれまで以上に急速に進んでいる。

3. 遺伝子改変技術

　ここでは，発展を遂げる分子生物学的手法の一例として遺伝子改変技術についてノックアウト法を中心に紹介する。遺伝子に人為的に変異を引き起こした遺伝子改変マウスは，トランスジェニックマウス，ノックアウトマウス，ノックインマウスなどに大別される（表12-1）。

　トランスジェニックとは「遺伝子の導入」を意味する。すなわち，ト

分類	特徴
トランスジェニックマウス	外部から特定の遺伝子を人為的に導入したマウス。通常は外来遺伝子が生殖細胞系にも導入され，次世代に受け継がれる場合を指す。ただし，外来遺伝子が一部の組織や細胞に局所的に導入され，次世代に受け継がれない場合も広義にはトランスジェニックマウスに含まれる。外来遺伝子はゲノム上のランダムな位置に挿入されている。
ノックアウトマウス	ゲノム上の特定の遺伝子の必須部分（遺伝子産物を作るために必要な部分）が外来遺伝子と置換され，その遺伝子がタンパク質合成機能を持たないマウス。
ノックインマウス	特定の細胞種に発現させたい遺伝子を，その細胞種に発現することが知られる遺伝子の3´末端部分などに挿入したマウス。ノックインマウスではトランスジェニックマウスと異なり，期待通りの発現パターンを得やすい。

出典：堀忠雄・尾崎久記（監修）（2017）生理心理学と精神生理学 第I巻 基礎. 北大路書房.

表12-1　遺伝子改変マウスの分類

ランスジェニックマウスは外部から特定の遺伝子（外来遺伝子）を人為
的に導入したマウスを指す。通常は外来遺伝子が生殖細胞にも導入さ
れ，次世代に受け継がれる場合を指すが，外来遺伝子が一部の組織や細
胞に局所的に導入され，次世代に受け継がれない場合でも広義にはトラ
ンスジェニックマウスと呼ぶ。トランスジェニックマウスは**図12-1**に
示す工程で作製される。

　特定の遺伝子を含むDNAを生殖細胞や受精卵などに注入すると，一
定の確率でDNAはゲノム上のランダムな位置に導入される。一方，外
来遺伝子をゲノム上の特定の位置に導入することを標的遺伝子組換えと

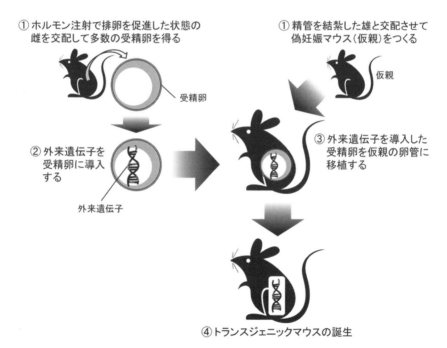

① ホルモン注射で排卵を促進した状態の
　雌を交配して多数の受精卵を得る

受精卵

② 外来遺伝子を
　受精卵に導入
　する

外来遺伝子

① 精管を結紮した雄と交配させて
　偽妊娠マウス（仮親）をつくる

仮親

③ 外来遺伝子を導入した
　受精卵を仮親の卵管に
　移植する

④ トランスジェニックマウスの誕生

特定の遺伝子を含むDNAを生殖細胞や受精卵などに注入すると，一定の確
率でDNAはゲノム上のランダムな位置に導入される。

出典：堀忠雄・尾崎久記（監修）(2017) 生理心理学と精神生理学 第Ⅰ巻 基礎. 北大路書房.

図12-1　トランスジェニックマウスの作製工程（①〜④）

228

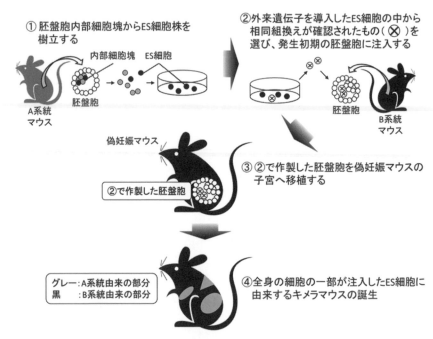

①胚盤胞内部細胞塊からES細胞株を
　樹立する

内部細胞塊　ES細胞

胚盤胞

A系統
マウス

②外来遺伝子を導入したES細胞の中から
　相同組換えが確認されたもの（⊗）を
　選び、発生初期の胚盤胞に注入する

胚盤胞

B系統
マウス

偽妊娠マウス

②で作製した胚盤胞

③②で作製した胚盤胞を偽妊娠マウスの
　子宮へ移植する

グレー：A系統由来の部分
黒　　：B系統由来の部分

④全身の細胞の一部が注入したES細胞に
　由来するキメラマウスの誕生

キメラマウスの次の世代で全ての細胞に外来遺伝子を含むマウスを得ること
ができる。

出典：堀忠雄・尾崎久記（監修）（2017）生理心理学と精神生理学　第Ⅰ巻　基礎．北大路書房．

図12−2　ノックアウトマウスの作製工程（①〜④）

呼び，後述するノックアウトはこれに該当する。ノックアウトとは，ゲ
ノム上の特定の遺伝子の必須部分（遺伝子産物を作るために必要な部
分）を外来遺伝子と置換させることで，その遺伝子を破壊することを指
す。すなわち，変異した遺伝子はタンパク質合成機能をもたない。この
ような遺伝子変異を持つノックアウトマウスは様々な技術の組み合わせ
によって作られる（図12−2）。

　ノックアウトマウスの作製は，まず培養した ES 細胞*10)に外来遺伝子を導入することから始まる。そして，その中から相同組換え*11)が確認された ES 細胞を選び，発生初期の胚盤胞期胚*12)に注入する。これを偽妊娠マウスの子宮へ移植し，全身の細胞の一部が，注入した ES 細胞に由来するキメラマウスを得ることができる。このキメラマウスの次の世代で全ての細胞に外来遺伝子を含むマウスを得ることができる。ノックアウトマウスを作製する目的で使われる ES 細胞は，近交系のマウス系統である 129 の ES 細胞が汎用されている。129 系統から作られた ES 細胞は，ほかのマウス系統やラット系統から得られた ES 細胞と比べて培養下でよく育ち，外来遺伝子の導入過程や胚盤胞期胚への注入過程にも耐え，発達した胚は大きなコロニー*13)を形成して生存することができる。しかし，マウスを対象とした行動解析では C57BL/6 という別の近交系マウスを使用することが多いため，キメラマウスの遺伝的背景を C57BL/6 に近づける戻し交配を行わなければならない。そこで C57BL/6 の ES 細胞を用いた標的遺伝子組換えが試みられ，現在までに成功例がいくつか報告されている。

　誕生したキメラマウスの全身の細胞は通常二つの独立した起源（ES 細胞を提供したマウス系統，胚盤胞期胚を提供したマウス系統）に由来する。そして，これを確かめるためにマウスの毛の色が初期のマーカーとなる。例えば，先述の 129 系統のマウスはアグーチという明るい灰茶色の毛であり，C57BL/6 系統のマウスは黒毛である。129 系統由来の ES 細胞に外来遺伝子を導入し，それを C57BL/6 系統由来の胚盤胞期胚に注入してキメラマウスを作製すると，胎仔の毛が灰茶色と黒の斑点，もしくは縞模様のモザイク状になる。このように毛の色が異なるマウス

＊10) 胚性幹細胞。受精卵から発生が少し進んだ胚盤胞の中の細胞を取り出して得られるもので，あらゆる細胞に分化する能力を持つ。
＊11) DNA の塩基配列がよく似た部位（相関部位）で起こる組換え。
＊12) 受精卵の発生が進んだもの。
＊13) 細胞の集合体。

を用いてキメラマウスを作製すると，出生後暫くしてから，産まれたマウスがキメラマウスであるかを視覚的に判別することが可能となる。このケースでは，もしES細胞が胚盤胞期胚に組み込まれていなければ胎仔の毛は黒となる。さらに後述の遺伝子型判定で，産まれた胎仔が最終的にキメラであることを識別する。

　胚盤胞期胚に導入された変異遺伝子が，卵子や精子のような生殖細胞

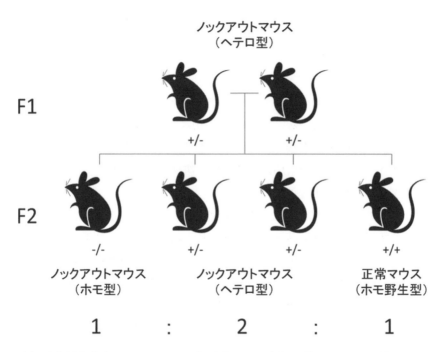

ノックアウトマウス
（ヘテロ型）

F1

+/- 　　　 +/-

F2

-/- 　　　 +/- 　　　 +/- 　　　 +/+

ノックアウトマウス
（ホモ型）

ノックアウトマウス
（ヘテロ型）

正常マウス
（ホモ野生型）

1 ： 2 ： 1

遺伝子変異を有するキメラマウスと正常マウスを親に持つF1は，理論上，その遺伝子変異を半分有するためヘテロ型となる。このヘテロ型を交配すると，F2のマウスの構成はメンデルの法則に従い，1/4がノックアウトマウスのホモ型（-/-），2/4がノックアウトマウスのヘテロ型（+/-），そして残り1/4が正常なマウス（ホモ野生型（+/+））となる。

出典：堀忠雄・尾崎久記（監修）（2017）生理心理学と精神生理学 第I巻 基礎. 北大路書房.

図12-3　テスト交配で誕生する第一世代（F1）および第二世代（F2）の遺伝子型

に組み込まれると，標的遺伝子組換えにより変異を起こした遺伝子は，キメラの子孫である次の世代へと受け継がれる。もし生殖系以外の組織中の細胞にのみ変異が起きた場合は，最初のキメラマウスは変異の影響を受けるが，その子孫は影響を受けない。そこで生殖細胞での変異の有無を検出するためにテスト交配を行う（図 12 - 3）。

　キメラマウスを C57BL/6 などの近交系マウスと交配する。テスト交配により誕生した第一世代（F1）は変異の有無を確認する目的で遺伝子型判定を行う。遺伝子変異を有するキメラマウスと正常マウスを親に持つ F1 は，理論上，その遺伝子変異を半分有するためヘテロ型となる。これを確認するために，F1 マウスの尾から採取した少量の組織サンプルを用いてサザンブロット法[14]やポリメラーゼ連鎖反応（PCR）[15]による解析を行う。ヘテロ型に陽性を示した個体はホモ型の遺伝子変異を有するマウスを作るために用いられる。ノックアウトマウスの場合，変異した遺伝子はタンパク質合成機能をもたないため，遺伝子産物が作られない。そのため，この遺伝子型をマイナス（-）と表記する。先述のヘテロ型は二対の染色体の一方では正常に遺伝子産物が作られるが，もう一方では遺伝子変異により遺伝子産物が作られない遺伝子型であるため +/- と表記する。このヘテロ型を交配すると，第二世代（F2）のマウスの構成はメンデルの法則に従い，1/4 がノックアウトマウスのホモ型（-/-），2/4 がノックアウトマウスのヘテロ型（+/-），そして残り 1/4 が正常なマウスとなる。この時，正常なマウスをホモ野生型（+/+）と呼ぶ。また，-/- と確認されたホモ型のノックアウトマウスはヌル変異体とも呼ばれる。もし，変異させた遺伝子が致死性であるならばホモ型（-/-）の個体は生きられない。また，変異させた遺伝子が X あるいは Y 染色体上にあるならば，性別が各遺伝子型（+/+，+/-，-/-）の雌雄比に影響を及ぼす。

---

*14) 特定の配列を持つ DNA を検出する方法。
*15) DNA の特定の領域を増幅させる反応または技術。

　上記で紹介したノックアウト法は，現在，世界中の研究室で広く用いられており，もはや目新しい技術ではない。この旧来の遺伝子改変技術は組織特異性，時期特異性を備えていないことが懸念されていたが，その後，Cre-loxP システム *16)などを用いた条件つき遺伝子改変技術や，Tet-on/off システム *17)などを用いた誘導可能遺伝子改変技術の発展により，組織特異性，時期特異性が備わった。近年では，アデノ随伴ウイルスのようなウイルスベクターを用いた遺伝子導入 *18)や，RNA 干渉 *19)を応用した技術（ノックダウン法）の利用により，遺伝子改変の組織特異性，時期特異性が向上している。また，近年では光遺伝学的手法 *20)の発展により，高いレベルの空間・時間解像度で脳神経系の活動を制御することが可能になっている。こちらも日本語の総説に多く紹介されているので参照して頂きたい。

　そして 2012 年以降にゲノム編集という新たな技術も登場した。ゲノム編集とは，Clustered regularly interspaced short palindromic repeats ／ Crispr associated protein 9（CRISPR ／ Cas9），Zinc-finger nuclease（ZFN），Transcription activator-like effector nuclease（TALEN）などの部位特異的な核酸分解酵素（ヌクレアーゼ）*21)を用いて標的遺伝子を改変する技術である。既に紹介した従来の遺伝改変技術と比較して，より正確に，そして簡便に遺伝子改変が行えるため，非常に応用範囲が広い。CRISPR ／ Cas9，ZFN，TALEN などのヌクレアーゼは DNA の特定の配列を認識して部位特異的に二本鎖を切断する。切断後，DNA 修復の機構として非相同末端結合もしくは相同組換え修復が起こるが，その際，ドナーとなる断片を与えればドナー込みの相同組換え修復とな

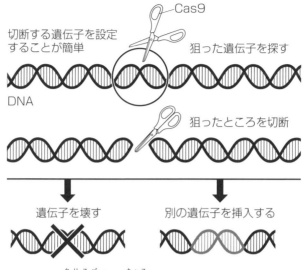

切断する遺伝子を設定することが簡単

Cas9

狙った遺伝子を探す

DNA

狙ったところを切断

遺伝子を壊す

別の遺伝子を挿入する

図 12 - 4　「CRISPR ／ Cas9」を使ったゲノム編集の流れ

り，遺伝子への特定配列のノックイン，またはノックアウトのどちらにも応用が可能となる（図 12 - 4）。ゲノム編集は近年最も注目されている遺伝子改変技術であり，遺伝子治療などへの臨床応用も含めて期待されている。

3.　遺伝子改変動物の行動研究

　上記で紹介した技術により作製された遺伝子改変マウスの行動研究に，これまで動物心理学分野で開発されてきた行動テストが利用されている。マウスの各機能の測定に多く用いられる行動テストを**表 12 - 2** に示す。

　ここで示したテスト以外にも行動テストは数多く存在し，現在，実施可能な行動テストの正確な数は把握できないほどである。また，ある仮

テスト名（日本語）	テスト名（英語）	測定される機能
神経学的反射テスト	neurological screening	神経系機能の状態
視覚的断崖テスト	visual cliff test	視覚，不安
視覚性前肢置き直しテスト	visual forepaw placing test	視覚
聴性驚愕反射テスト	hearing startle reflex (acoustic startle response)	聴覚
プライエル驚愕反射テスト	Preyer startle reflex	聴覚
二瓶選択テスト	two bottle choice test	味覚，無快楽症
嗅覚性馴化－脱馴化テスト	olfactory habituation-dishabituation test	嗅覚
フォンフレイのフィラメントテスト	von Frey hair test	触覚
ホットプレートテスト	hot plate test	温痛覚
テイルフリックテスト	tail flick test	痛覚
ロータロッドテスト	rotarod test	運動協調機能，運動学習
ビームテスト	balance beam test	運動協調機能，運動学習
ワイアハングテスト	wire hang test	筋力，運動協調機能
垂直棒テスト	vertical pole test	筋力，運動協調機能
オープンフィールドテスト	open field test	不安，活動性
明暗選択テスト	light/dark transitions test	不安
高架式十字迷路テスト	elevated plus maze test	不安
社会的行動測定テスト	social interaction test	社交性
チューブテスト	tube test	攻撃性
性行動測定テスト	monitoring sexual behaviour	生殖機能（性欲）
プレパルス・インヒビションテスト	prepulse inhibition test	感覚運動関門（注意機能）
潜在制止テスト	latent inhibition test	注意機能
風味選好伝達テスト	social transmission of food preference task	味覚及び嗅覚についての記憶
物体認識テスト	object recognition task	物体についての作業記憶
社会の再認テスト	social recognition task	他個体についての作業記憶
Y字迷路テスト	Y-maze task	空間作業記憶
放射状迷路テスト	radial maze task	空間作業記憶，空間参照記憶
モリス水迷路テスト	Morris water maze task	空間参照記憶
オペラント条件づけテスト	operant conditioning	オペラント学習
文脈／手掛かり恐怖条件づけテスト	cued / contextual fear conditioning	手掛かり情動記憶／文脈情動記憶
受動的回避学習テスト	passive avoidance task	情動記憶
条件性味覚嫌悪テスト	conditioned taste aversion task	味覚についての文脈情動記憶
ポーソルト強制水泳テスト	Porsolt forced swim test	抑うつ気分
尾懸垂テスト	tail suspension test	抑うつ気分

出典：堀忠雄・尾崎久記（監修）（2017）生理心理学と精神生理学 第Ⅰ巻 基礎. 北大路書房.

表 12-2　マウスの各機能の測定に用いられる行動テスト

説を検証するために特定の行動テストを使用しなくてはいけないという明確な指針も存在しないため，行動テストの選択は施設（実験スペース，予算など）や実験者（技術，従事できる作業時間など）の状況を鑑みて各研究者に委ねられているのが現状である。ただ一つ確実に言えることは，一つの行動テストで明らかにできることは非常に限られているということである。そこで現在では**表12-2**に示したテストのうち，主要なテスト全てを一匹の個体に課す網羅的行動テストバッテリーが，遺伝子改変マウスの行動研究の際の最も優れた標準的アプローチと考えられている。

　網羅的行動テストバッテリーは同じ動物を繰り返し使用することで費用を削減し，繁殖にかかる時間を省き，さらに研究で使用する動物の数を最小限にするメリットがある。これは動物のケアと使用に関するガイドラインに沿っており，非常に効率的かつ倫理的に研究を進めることができる。しかし，複数のテストを一個体に課すことで生じる持ち越し効果を考慮しなければならない。持ち越し効果とは，ある行動テストの経験が引き続く行動テストの結果に直接的に影響を及ぼすこと，もしくは一連の行動テストで受ける小さな影響の総和が蓄積して後の行動テストの結果に大きな影響を与えてしまうことを指す。多くの研究は，このような持ち越し効果を最小限にする目的でテスト間間隔を約一週間設けている。しかし，約一週間のテスト間間隔は科学的根拠に基づくものではなく，一週間毎に一実験を行えばおそらく持ち越し効果は認められず，かつデータの蓄積も一定のペースで進むであろうという研究者側の生活様式，意向に合わせた極めて恣意的な考えに基づいている。ベイラー医科大学の研究グループは網羅的行動テストバッテリーにおいて行動テストのテスト間間隔で生じる持ち越し効果を検証する極めて重要な研究を行った。研究では神経学的反射テスト，オープンフィールドテスト，明

暗選択テスト，ロータロッドテスト，プレパルス・インヒビションテスト，そして驚愕反射テストを一日もしくは二日間隔で行った。そして，その行動テストバッテリーの実験結果と，テスト間間隔を一週間にして行った実験結果を比較し，これらの結果が極めて類似することを明らかにした。

　持ち越し効果はテスト間間隔だけでなくテスト順序によっても生じる。しかし，行動解析に従事する専門家の多くはテスト間間隔だけでなく，テスト順序の選択も経験に基づいて行い，最もストレスがかかると予想されるテストを後に行うよう計画を立てる。例えば，学習・記憶機能については風味選好伝達テストや物体認識テストは最初に行い，ややストレスがかかるテストとしてフットショックを1回与える受動的回避学習テストを次に行う。継続的な給餌制限が必要な放射状迷路テストやオペラント条件づけテストは後の方で行い，さらに強いストレスがかかる恐怖条件づけテストやモリス水迷路テストは最後に行う。一見，正しく思えるこのテスト順序の妥当性は系統的な検証が行われてこなかった。そのため，ベイラー医科大学の研究グループはテスト順序についても検証を行った。この研究では遺伝子改変マウスの行動解析を9つの行動テストを用いて解析し，その際，これを決められた順序で行っている。実験対象としたマウス系統は C57BL/6J と 129SvEvTac であり，テストバッテリーは以下の9つから構成された。

- 神経学的反射テスト
- オープンフィールドテスト
- 明暗選択テスト
- ロータロッドテスト
- プレパルス・インヒビションテスト
- 驚愕反応の馴化テスト

- 文脈および手掛かり恐怖条件づけテスト
- モリス水迷路テスト
- ホットプレートテスト

　これらのテスト順序を検証した研究の実験1では，ほかのテストを経験していない，つまり1つのテストのみを経験したマウスの行動テストの成績と，テストバッテリーを通して経験したマウスの行動テストの成績を比較した。その結果，ほかのテストを経験していないマウスに比べて，テストバッテリーを通して経験したマウスはオープンフィールドテストでの活動性が低く，不安様行動が減少した。また，ロータロッドテストの成績も良く，さらにホットプレートテストにおいて痛覚の感度が高くなった。さらに，モリス水迷路テストのプローブテストにおいて逃避台があった四分円を遊泳する時間が短いこと，つまり記憶力の低下が明らかにされた。ただし，驚愕反応の馴化テスト，プレパルス・インヒビションテスト，恐怖条件づけテストでは変化は認められなかった。続く実験2では，テスト間間隔は一週間として，4つのテストから構成されるテストバッテリー（オープンフィールドテスト，明暗選択テスト，プレパルス・インヒビションテスト，文脈および手掛かり恐怖条件づけテスト）を経験したマウスと比較した。実験1では，ほかのテストを経験していないマウスは，9つの行動テストからなるテストバッテリーを経験したマウスに比べて一部のテストで異なる行動を示した。しかし，4つのテストから構成されるテストバッテリーでは，オープンフィールドテスト，プレパルス・インヒビションテスト，文脈および手掛かり恐怖条件づけテストはどの順番で行ってもマウスの行動に影響を与えなかった。しかし，明暗選択テストでは区画移動までの反応時間や驚愕反応の程度がテスト順序の影響を受けた。ベイラー医科大学の研究グループ

は，C57BL/6J と 129SvEvTac 系統では，テスト順序の影響が一部の行動テストであるかもしれないが，多くの行動テストであまり影響を受けないと結論づけている。

　ここまで，遺伝子改変マウスの行動研究の最新の知見として網羅的行動テストバッテリーを紹介した。最後に，遺伝子改変動物の行動研究の新しい動き，トランスレータブル行動指標を紹介したい。ヒトを対象とした研究では非侵襲的な脳計測による指標と行動の間の相関関係を示すことは可能であるが，因果関係を示すことは困難である。これを補完する形で動物を対象とした先述の行動実験は存在するが，げっ歯類で展開される行動実験はヒトのそれとは本質的に異なり，必ずしも有用な結果を生み出してこなかった。そこで，より高次の機能を評価可能な霊長類も含めて，ヒトと霊長類とげっ歯類をつなぐ行動指標（トランスレータブル行動指標）を開発する研究の必要性が，精神神経疾患の創薬開発の加速化に際して求められている。遺伝子改変コモンマーモセットが作製可能な現在，マウス・ラット，コモンマーモセット，ヒトに共通する行動指標を作製し，それによって遺伝子と行動の関係性を解き明かそうとする新しい動きがある。行動テストは数多く存在すると述べたが，「今後求められる行動テスト」という観点からは，その数は不足しているとも言える。今後は遺伝子改変動物に既存の行動テストを実施するだけでなく，新しいテストを開発し，心のフロンティアを切り拓く開拓者精神が心理学者には求められるだろう。

演習問題

【問題】

1. 遺伝子は生命の根源となる（　　　　）より成り立ち，生命活動に必要な数多くのタンパク質を作り出すための情報となる。また，タンパク質合成のための中間物質となる（　　　　）を作り出す場でもある。

2. 遺伝子に人為的に変異を引き起こす（　　　　）が1980年代から1990年代中頃にかけて進歩し，酵母やミバエの（　　　　）を応用して（　　　　）が造られるようになった。

3. 最近では，霊長類の真猿類に属する（　　　　）でも遺伝子改変動物の作製に成功し，注目を集めている。

4. およそ7％の心理学研究で動物が使用され，そのうち95％が（　　　　）や（　　　　）などを対象とし，研究結果は不安，ストレス，攻撃性，抑うつ，薬物嗜癖，摂食障害，過緊張，アルツハイマー型認知症など，様々な心理学的問題の理解と介入法開発に重要な役割を果たしてきた。

5. （　　　　）は遺伝子改変技術が確立されており，遺伝子改変動物を用いた研究結果が豊富である。また，（　　　　）の持つ遺伝子の約99％がヒトにおいて相同遺伝子として存在し，さらに近交系が確立されていることから，遺伝子が行動に与える影響を検討するモデル動物として優れている。

6. ヒトを対象とした心理学の初期の論争に（　　　　）がある。しかし，20世紀前半の行動研究においては（　　　　）が席巻し，この時代の心理学者のほとんどが行動は環境の影響によって成立すると考えていた。これは（　　　　）と呼ばれる。

7. （　　　）をラットの迷路走行に絞って行い，行動表現型を選択的に育てられることを示した古典的研究は，環境主義に一石を投じた。この研究ののち，さらに（　　　）も行われ，遺伝以外の方法で迷路学習能が親から仔へ伝わった可能性が検討された。

8. 遺伝子改変技術が登場するまで，選択交配実験および交差里親コントロール実験は，動物における行動と遺伝子の関係，遺伝子と環境の相互作用を検討する方法として多く用いられていた。一方，ヒトでは血縁間の行動の類似性を見る方法として（　　　），（　　　）が用いられていた。

9. （　　　）は一つの受精卵から発生するので遺伝子が持つ情報は同一である。一方，（　　　）は二つの受精卵から発生するので，それぞれの遺伝子が持つ情報の類似性は（　　　）よりも低い。

10. ヒトで血縁間の行動の類似性を見る方法に家系研究がある。近年，この家系研究に分子生物学的手法を導入した（　　　）が発展した。この種の研究の多くは，ある心理的形質をもつ家族を見つけ，そうでない家族と比較する。そして，最終的には標的となる形質と相関する染色体あるいは遺伝子を見つけることを目的とする。

解答
1. デオキシリボ核酸（DNA），リボ核酸（RNA）
2. 遺伝子改変技術，遺伝子改変技術，遺伝子改変マウス
3. コモンマーモセット
4. マウス，ラット
5. マウス，マウス
6. 遺伝–環境論争，行動主義，環境主義
7. 選択交配実験，交差里親コントロール実験

8.　家系研究，双生児研究

9.　一卵性双生児，二卵性双生児，一卵性双生児

10.　分子遺伝学研究

引用・参考文献

1.　Tryon, R. C., 1934, Individual differences. In : F.A. Moss（Ed.）. *Comparative Psychology*. New York : Prentice-Hall. Pp. 409-48.

2.　Cooper, R. M., Zubek, J. P., 1958, Effects of enriched and restricted early environments on the learning ability of bright and dull rats. Can. J. Psychol. 12 : 159-164.

3.　Turkheimer, E., 2000, Three laws of behavior genetics and what they mean. Cur. Direct. Psychol. Sci. 9 : 160-164.

4.　Thompson, P. M., Cannon, T. D., Narr, K. L., van Erp, T., Poutanen, V. P., Huttunen, M., Lönnqvist, J., Standertskjöld-Nordenstam, C. G., Kaprio, J., Khaledy, M., Dail, R., Zoumalan, C. I., Toga, A. W., 2001, Genetic influences on brain structure. Nature Neurosci. 4 : 1253-1258.

5.　Benjamin, J., Li, L., Patterson, C., Greenberg, B. D., Murphy, D. L., Hamer, D. H., 1996, Population and familial association between the D_4 dopamine receptor gene and measures of novelty seeking. Nat. Genetics. 12; 81-84.

6.　Gianoulakis, C., Krishnan, B., Thavundayil, J., 1996, Enhanced sensitivity of pituitary beta-endorphin to ethanol in subjects at high risk of alcoholism. Arch. Gen. Psychiatry. 53 : 250-257.

7.　Blum, K., Cull, J., Braverman, E., Comings, D., 1996, Reward Deficiency Syndrome. Am. Scientist. 84 : 132-145.

8.　堀忠雄・尾崎久記（監修）（2017）生理心理学と精神生理学 第Ⅰ巻 基礎. 北大路書房.

9.　Paylor, R., Spencer, C. M., Yuva-Paylor, L. A., Pieke-Dahl, S., 2006, The use of behavioral test batteries, Ⅱ : effect of test interval. Physiol Behav. 87 : 95-102.

10.　McIlwain, K. L., Merriweather, M. Y., Yuva-Paylor, L. A., Paylor, R., 2001, The use of behavioral test batteries : effects of training history. Physiol. Behav. 73 : 705-717.

さらに詳しく学びたい方のために

1. 井ノ上逸朗 (2011). 遺伝子変異により生じる行動異常疾患　小出剛・山本大輔 (編)　行動遺伝学入門. 裳華房.

2. 治徳大介・吉川武男 (2011). 精神疾患の行動遺伝学　小出剛・山本大輔 (編) 行動遺伝学入門. 裳華房.

13 | 心の発達の生物学的基礎

《**本章の目標＆ポイント**》　心の発達は，その生物学的基礎である神経系，内分泌系の発達と深くかかわる現象である。この章では，これらの生体システムがどのように発達を遂げていくのかについて，生涯発達の観点から理解することを目標とする。

《**キーワード**》　生涯発達，受精，髄鞘化，アルツハイマー型認知症，パーキンソン病，リンパ型，神経型，生殖型，可塑性，臨界期，フェニールケトン尿症，老人斑，神経原線維変化

1. 心の発達の概観

　「発達」と「加齢」という概念は，能力の向上と衰退という点で区別されてきた。しかし，近年，「生涯発達」という新たな視点の導入により，これらの概念は統合されつつある。生涯発達は受精から始まる。排卵された卵子は 24 時間生存し，この時期に卵子が精子と出会うと受精することができる。受精は通常，卵管膨大部で起こり，受精卵は細胞分裂を繰り返しながら卵管を移動し，約 3 日で子宮にたどり着く。そして，受精から 6〜7 日後に子宮内膜に至り，この段階で着床となる（**図 13 - 1**）。着床後，胎盤が作られ始め，これは成熟すると 500g くらいになる。胎児側には臍帯が付着し，臍帯には 2 本の臍動脈と 1 本の臍静脈があり，それぞれ母体と胎児間の酸素及び物質の交換に役立つ（**図 13 - 2**）。胎盤の絨毛が分泌する絨毛性ゴナドトロピンは，妊娠黄体[*1)]の機能を

＊1）　卵胞はプロゲステロンを分泌する黄体に変化し，さらにそれが妊娠時も維持されたもの。

維持する役割を果たす。また，絨毛性ゴナドトロピンは妊娠初期に著しく増大するため，妊娠検査の指標に利用されている。人の妊娠期間は受精から平均で270日，臨床的には最終月経の第1日目から280日となっている。出産の際はオキシトシンが直接，あるいはプロスタグランジンの生成を促すことによって間接的に子宮の収縮を促進し，これによって出産が行われる。

　出生後，人は乳児期（生後～約1歳半），幼児期（～約5歳），児童期（～約12歳），青年期（～約25歳）に限らず，成人期（～約60歳），老年期（約60歳～）と発達段階を経て生涯発達の道をたどる。加齢も単なる能力の衰退ではなく，発達と同様に能力の向上が認められる側面が見いだされてきたことから，生涯発達を様々なレベルでとらえる必要性が示された。その範囲は多岐にわたり，脳の神経ネットワークをはじめとして，それに規定される認知（感覚）・運動機能，さらには，脳を含めた生体の生理的変化，また体型などの身体的変化などが含まれる。また，生涯発達を理解する際は，各レベルでの理解と合わせて，これらを統合的に理解することが重要であり，これらの知見を如何に心の健康維持と増進につなげられるかが心理学における課題となっている。

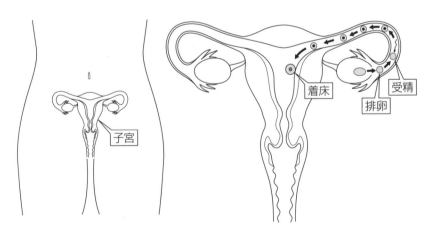

図13-1　排卵・受精・着床

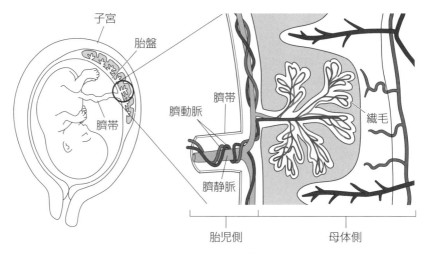

子宮
胎盤
臍帯
臍動脈
臍帯
繊毛
臍静脈
胎児側
母体側

図 13 - 2　胎盤と胎児

　胎児の脳には約 1000 億の神経細胞があると言われている。しかし，この状態では神経ネットワークが十分に形成されていないため，脳機能は未熟なままである。胎児期の末期から，神経細胞は盛んに周囲に軸索を伸ばし始め，多数のシナプスを形成する。これにより，人間は情報の伝達と処理という知的機能を発揮するようになる。神経細胞が神経ネットワークを形成する過程でグリア細胞もその数を増やし，オリゴデンドロサイトと呼ばれるグリア細胞の増加は，神経細胞の軸索に髄鞘を形成する髄鞘化に役割を果たす。髄鞘化は，神経ネットワークにおける情報伝達をよりスムーズにする。聴覚経路では 1 歳前後に髄鞘化が完成し，脳全体で完成するのは 10 歳頃と言われている。神経ネットワークは，その後は環境刺激の影響を受けて変化し，脳機能もこれに応じて変化する。神経細胞は加齢に伴い減少するが，脳機能はそれに伴い衰退するわけではない。例えば，経験に伴い向上する結晶性知能[2]が老年期でも比較的

*2)　第 13 章 p.247 参照。

維持されていることは，神経細胞数の減少が，そのまま脳機能の衰退に
すぐにつながるわけではないことを支持している。それは，胎児の脳の
神経細胞の数が脳機能を一義的に示していないことと同様で，神経ネッ
トワークの形成のレベルが脳機能の衰退と関係しているためである。ま
た，髄鞘化が情報処理の様態をスムーズにするように，アセチルコリン
やドーパミンなどの神経伝達物質も情報処理に密接にかかわる。これら
の物質が加齢とともに，または特定の病因により減少して，アルツハイ
マー型認知症やパーキンソン病など，老年期で比較的多い精神神経疾患
の発症に関与する。

　乳児期における身体の成長は急速で，特に脳の成熟とともに認知（感
覚）・運動機能にも目覚ましい変化がみられる。乳児期では，視覚は奥行
き知覚や恒常性などを示し，運動機能は，それまで反射優位であった運
動が消失して新たな行動パターンの学習が見られるようになる。幼児期
では，表象による時空間を越えての思考が始まり，分類能力も発達して
論理的判断もみられるようになる。特に言語の発達が目覚ましく，これ
によって周囲の人とのコミュニケーションが可能になる。運動機能では
歩行が確立し，走ったりスキップしたりと複雑な運動も可能になる。児
童期では，直接知覚できない特性も認知可能になってくる。そして，論
理的思考については，知覚的判断から論理的判断に，自己中心性から脱
自己中心性へと様々な変化がみられる。運動機能については，筋肉の発
達により多くの基本的な運動技能を発達させる。青年期では，認知の発
達はそれまでとは異なり，可能性の世界に生き，いろいろな事柄に対し
ても論理的判断が可能になる。また，適切に情報処理できるようにな
り，自分でものごとを理解して書物によっても世界を広げることができ
るようになる。成人期では青年期で達した認知機能，運動機能が維持さ
れるが，老年期では認知機能はその種類によって衰退する。その一つが

流動性知能であり，これには新しい場面への適応に必要な能力，具体的
には，計算力，暗記力，思考力，集中力などが含まれる。一方，経験に
よって培われた結晶性知能は衰えず，維持または向上する。WAISで測
定される言語性知能も動作性知能に比べて衰退が緩やかであるとの報告
もある。これは神経ネットワークが，その特性に応じて加齢の影響を受
ける部分とそうでないない部分があることを示唆している。老年期の運
動機能は，筋肉の衰えとともに一般に低下する。

　身体の発達をリンパ型，神経型，生殖型に分類して，その違いを記述
したものをスキャモンの発達・発育曲線と呼ぶ（図13-3）。これによる
と，扁桃腺やリンパ腺，腸の分泌腺などのリンパ型の生理機能は児童期
後半にかけて急成長するが，その後は衰退する。神経型は先述の通り，
児童期後半にはその機能は完成して成人期まで維持される。生殖に関係
した器官（生殖型）の生理機能は青年期に急速に発達を見せる。また，
骨格や筋肉，内臓器官，身長，体重といった身体的特徴は，1〜2歳の
第1発育急進期と14歳前後の第2発育急進期の二度にわたって著しく
変化する。

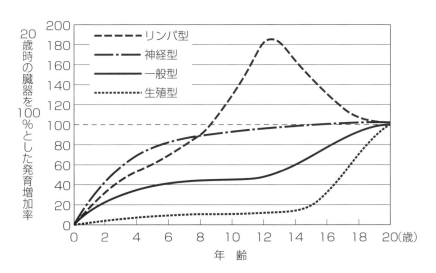

図13-3　スキャモンの発達・発育曲線

2. 神経系の発生とネットワーク形成

　前節で心の発達の概観を紹介したが，ここでは心の生物学的基盤とし
て特に密接なかかわりがある神経系の発生とネットワーク形成について
紹介する。人では，胎生3，4週に神経管の前方に3つの膨隆部を観察す
ることができる。これらは前方より前脳胞，中脳胞，菱脳胞（もしくは
後脳胞）と呼ばれている（図13-4）。膨隆の壁は神経組織を分化させて
成長し，内腔は，そのまま中空を維持して脳室となる。さらに第5週に
は前脳胞が終脳胞と間脳胞に分かれる。菱脳胞も後脳胞と髄脳胞に区別
される。終脳胞は左右に膨出し内腔は成体における側脳室へと変化す
る。間脳胞内腔，中脳胞内腔，後脳胞内腔はそれぞれ第三脳室，中脳水
道，第四脳室になる。終脳胞の背側は大脳皮質となり，腹側からは大脳
基底核などが分化する。間脳胞からは視床上部，視床，視床下部が分化
する。後脳胞の背側は小脳が生じ，腹側は橋を形成する。髄脳は延髄と

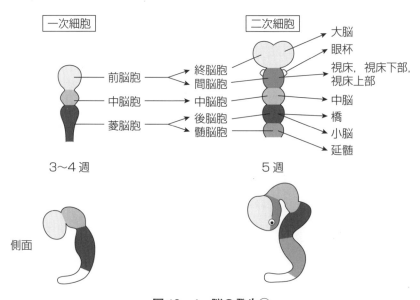

図13-4　脳の発生①

なり，脊髄につながる（図 13 - 5）。

　ミクロのレベルで神経系の発生を見ると，神経細胞の移動が認められる。これは中枢神経系の様々な部位の発生過程で認められ，このような発生様式が複雑な神経細胞の配置を可能にし，正しい神経回路の形成を促している。中でも大脳皮質を構成する興奮性神経細胞と抑制性神経細胞の移動様式は詳しく研究されており，この領域を占める 70 ～ 80% の興奮性神経細胞は胎生期に，脳室に面した部分である脳室帯，もしくはそれに隣接した脳室下帯において産生され，脳表面側へと移動する。これは放射状移動と呼ばれている。また，小脳の顆粒細胞やプルキンエ細胞，さらに海馬の錐体細胞や顆粒細胞，脳幹の神経核，扁桃体の核など，様々な部位の神経細胞の移動様式も同様に研究されており，それぞれ独特の移動様式が認められている。海馬の歯状回を構成する顆粒細胞や嗅球の神経細胞は成体になっても産生され，移動し，配置される。

　脳は成体期になると 4 つの可塑性の原理，すなわち変性，再生，再構築，回復に従ってネットワークを変化させる。変性には，順行性変性と

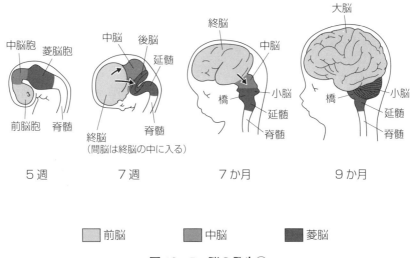

図 13 - 5　脳の発生②

逆行性変性があり，順行性変性とは軸索切断部位からシナプス末端まで
が変性する現象である。一方，逆行性変性とは，軸索切断部位から細胞
体までが変性する現象を指す。順行性変性は軸索切断後にすぐに起こ
り，変性部位は数日以内に断片化する。逆行性変性はこれとは異なり，
切断部位から細胞体へと 2 〜 3 日かけて徐々に進行する。変性は障害を
受けた神経細胞からシナプス結合している神経細胞にまで及ぶことがあ
り，これは経シナプス変性と呼ばれ，変性の方向性に応じて順行性経シ
ナプス変性，逆行性経シナプス変性に区別される。

　再生（神経再生）は，多くの無脊椎動物や下等な脊椎動物で起こるが，
人ではこれらの動物に認められるように，うまくは起きない。高等脊椎
動物は発生期に軸索伸長能を示すが，成熟するとその能力は失われてし
まう。そのため，再生という現象は成熟した哺乳類の中枢神経系では実
質的には存在せず，末梢神経系における再生も秩序だって行われない。
哺乳類の末梢神経系において，障害を受けた神経の近位端からの再成長
は，軸索損傷から 2，3 日後に起こる。

　再構築について，学習能力を調べる実験から哺乳類の脳は経験に応じ
て再構築されることが明らかにされている。また，再構築は障害後にも
起きることがわかっている。例えば，一方の網膜に傷をつけた場合，網
膜損傷部位に対応する一次視覚野は，網膜損傷部位の隣の部位の受容を
行うようになっていた。ほかにも，腕の感覚神経を切断されたサルの一
次体性感覚野では，顔の感覚を受容する領域が腕の感覚を受容する領域
まで拡大したことが報告されている。人で，腕や脚を切断されたにも関
わらず，切断された腕や脚が存在しているように感じ続ける幻肢と呼ば
れる現象は，そのメカニズムが不明だったが，近年，この現象は脳の再
構築が原因の一端を担っていると考えられるようになっている。

　回復は，脳の病変が小さく，患者が若いほど起こりやすい。しかし，

真に機能が回復することは稀となっている。このように，胎生期に発生
した神経系のつくりは，生後に様々な影響で，そのネットワークを変化
させるが，その変化には制限があり，特にある時期においてのみ，それ
が起こるという特徴がある。これは臨界期と呼ばれている。

3.　臨界期

　発達には遺伝と環境のどちらが重要なのかという論争を「遺伝 – 環境
論争」と呼ぶ。つまりは，生得説と経験説のぶつかり合いである。これ
までの研究を通じて，「発達は個体内で起こるが，個体は外界に存在し，
そこから影響を受けている」という輻輳説が，現在では支持されてい
る。つまり，どちらも重要だという結論になっている。ただし，知能に
ついては初期の養育環境が重要だという研究がある。このように，心の
発達には「特定の環境の影響をその時期のみ受けうる敏感な時期」があ
ることがわかっており，これを臨界期と呼ぶ。例えば，図13 – 6 の猫は，
生まれてこの方，縦縞模様しか描かれていない筒の中で育てられ，横縞
模様のない環境で育てられた。つまり，横縞を見る心の機能を意図的に
育てなかったのである。そして成体になって，筒の外に出して横縞を見
せたところ，この猫は横縞を見る（認識する）ことができなかった。興
味深いことに，その後，この猫に横縞を見せる訓練をしても，一向に横
縞を見られるようにはならなかった。つまり，横縞を見る心の機能が育
つ時期は幼少期のみで，その臨界期を過ぎてしまったので，もう育てる
ことができなかった。

　臨界期は，実は，病気の治療にも当てはまる。フェニールケトン尿症
は，劣性の遺伝性代謝異常でフェニールアラニンをチロシンに変える酵
素を欠く病気である。その結果，フェニールアラニンが蓄積し，チロシ
ンが不足する。その後，メラニンが不足して色素欠乏となり，ノルアド

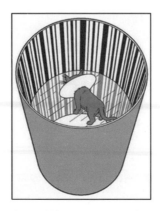

出典：Blakemore, C., Cooper, G. F., 1970, Development of the brain depends on the visual environment. Nature. 228 : 477-478.

図13-6　縦縞模様しか描かれていない筒の中で育てられている猫

レナリンが不足して血圧維持機能に障害を呈する。これらの異常から脳の発育が障害されるのだが，生後2～3週以内に低フェニールアラニン食を摂取すると，その障害を抑えることができる。つまり，治療開始年齢が早ければ早いほど，最終的に到達されるIQは高くなる。発達障害の治療についても，これは同様で早期発見，早期介入が求められるのは，神経系の可塑性に臨界期があるためである。

4. 認知症

　日本は人口に占める高齢者の割合（高齢化率）がほかの先進国に比べて極めて高く，65歳以上の人口が全人口の28%を超える超高齢社会に，世界に先駆けて突入した。今後，医療関係者でなくとも認知症を患った方に出会うことがしばしばあることが予想される。認知症には様々な種類があるが，その中にアルツハイマー型認知症という病気がある。これ

は，記憶，学習，および少なくとも 1 つのほかの認知領域の低下の証拠が明らかであり，着実に進行性で緩徐な認知機能の低下があって，安定した状態が続くことはなく，さらに，混合性の病因の証拠がない，すなわち，ほかの神経疾患，精神疾患，または全身性疾患がないということに特徴づけられる心の病である。アルツハイマー病による認知症は，記憶，学習機能が低下するだけでなく，感情や人格も変化する。「まるで今までと違う人になってしまった」，そう思う状況が病状の進行に伴って増えてくる。アルツハイマー型認知症にかかった方の心が変化する理由は既にわかっており，脳を構成する神経細胞が著しく減少することが原因である。

　アルツハイマー型認知症の病理所見として，海馬を含む側頭葉内側，頭頂葉，前頭葉に萎縮が認められる。さらに，萎縮部位に一致して神経細胞の脱落と反応性グリオーシス*3)，老人斑，神経原線維変化を認める。老人斑や神経原線維変化はアルツハイマー型認知症に特徴的であるが，いずれも疾患特異的ではない。老人斑の主要構成成分は β アミロイド（Aβ）であり，中心に核を持った斑を dense-core plaque，核を持たず淡く境界が不明瞭なものを diffuse plaque と呼び，後者が圧倒的に多数を占めている。神経原線維変化は神経細胞内に形成される糸くずが巻きついたような凝集体であり，神経突起内に凝集したものを特に neuropil thread と呼ぶ。神経細胞死の後に神経原線維変化だけが残されたものを，ghost tangle と呼ぶ。

　アルツハイマー型認知症の約 1% が遺伝的に受け継がれてしまう家族性の遺伝疾患である。これまでに原因遺伝子としてプレセニリン 1（PSEN1），プレセニリン 2（PSEN2），アミロイド前駆タンパク質（APP）の遺伝子の変異が同定されている。PSEN1 と 2 は，γ セクレターゼと呼ばれる酵素の構成分子である。PSEN1 については，1995 年に

---

*3)　中枢神経系の損傷によって引き起こされるアストロサイトの増殖。

家族性アルツハイマー型認知症の家系から PSEN1 の 5 つの変異が同定された。現在までに，世界の各地域の 350 を超える家系から 185 の病的変異の報告がある。臨床的には，変異によっては失行[*4]や痙性対麻痺[*5]が目立つことがある。PSEN2 は，PSEN1 と非常に相同性が高いが PSEN1 よりも変異の報告は多くない。1995 年にドイツ人の 7 家系から PSEN2 の変異を同定し，現在までに 13 の病的変異の報告がある。変異によってはパーキンソン病に似た症状や幻覚を伴うものがある。APP については，1991 年に早期発症の家族性アルツハイマー型認知症の原因遺伝子として報告された。APP は全長 770 のアミノ酸であり，βセクレターゼと呼ばれる酵素が APP を切断する部位と，前述のγセクレターゼが APP を切断する部位付近の変異が多いことがわかっている。

これまで紹介した遺伝子のほかに，アルツハイマー型認知症発症に関わる遺伝子として APOE 遺伝子の多型[*6]が知られている。APOE には ε2, ε3, ε4 のアレル[*7]がある。家族性ではない孤発性のアルツハイマー型認知症において，APOEε4 のアレルが発症のリスクであると複数のグループから報告があった。一方，ε2 は発症に対して保護的に働くことがわかっている。APOE タンパク質はアルツハイマー型認知症の病態機序のあらゆる段階に作用するという実験データがあり，その中で，APOE は分泌された Aβ に結合し，アイソフォーム[*8]ごとにその結合する力が異なることが示されている。そのため，Aβ のクリアランス[*9]や凝集に関わるという説が重要視されているが，詳細は不明である。

これらの遺伝的要因に環境が影響し，アルツハイマー型認知症は発症すると考えられているが，その病態生理として，アセチルコリン仮説，

[*4] パターンや順序を覚える必要がある作業を行う能力が失われる障害。
[*5] 両下肢の筋緊張が亢進して運動麻痺がある状態。
[*6] 人口の 1% の頻度で存在する遺伝子の異常。
[*7] 対立遺伝子の対立形質を規定する遺伝子。
[*8] 基本的な機能に関するアミノ酸残基は共通しているが，他の部分のアミノ酸配列は異なるタンパク質。
[*9] 老廃物の排泄の能力。その能力の指標。

アミロイドカスケード仮説，オリゴマー仮説などが提唱されている。ア
ルツハイマー型認知症の患者の脳では，大脳の各部位でコリンアセチル
転移酵素[*10)]の活性の低下が報告されていた。また，大脳に投射する大
脳基底部のコリン作動性神経細胞の減少が示され，この減少こそが病態
の中心であるという説が注目された。これがアセチルコリン仮説であ
る。1990年前後からアセチルコリン仮説に基づきアルツハイマー型認知
症の治療薬として，アセチルコリンを増加させる作用を持つ，アセチル
コリンエステラーゼ阻害剤が開発された。

　アミロイドカスケード仮説とは，APPやPSEN1，PSEN2の変異によ
り，Aβの産生と蓄積が増加し，シナプスや神経細胞の傷害が起こり，
さらに神経原線維変化を生じて，認知症を生じるという仮説である。現
在，開発されているアルツハイマー型認知症の病態に作用する根本治療
薬の多くは，この仮説に基づいてAβの産生や蓄積に焦点を当てて開発
されたものとなっている。

　オリゴマー仮説では何らかの要因で過剰となった可溶性Aβ[*11)]が，
最終的に不溶性の高い凝集体（老人斑）を形成すると考える。Aβの細
胞外への分泌は生理的状況でも行われており，主にはネプリライシ
ン[*12)]によりAβが分解されることによって平衡状態が保たれているこ
とから，これは産生量の調節がうまくいかなくなった結果，アルツハイ
マー型認知症が起こると説明している。

＊10) アセチルコリンを合成する酵素。
＊11) 水また希塩類溶液に溶けるAβ。
＊12) Aβを分解する酵素。

【問題】

1. 発達と加齢という概念は，能力の向上と衰退という点で区別されて
きた。しかし，近年，（　　　）という新たな視点の導入により，こ
れらの概念は統合されつつある。

2. 排卵された卵子は24時間生存し，この時期に卵子が精子と出会う
と（　　　）することができる。（　　　）は通常，卵管膨大部で起
こり，（　　　）は細胞分裂を繰り返しながら卵管を移動し，約3日
で子宮にたどり着く。

3. 胎児側には（　　　）が付着し，（　　　）には2本の臍動脈と1本
の臍静脈があり，それぞれ母体と胎児間の酸素及び物質の交換に役
立つ。

4. 胎児の脳には約1000億の神経細胞があると言われている。しかし，
この状態では（　　　）が十分に形成されていないため，脳機能は
未熟なままである。

5. 神経細胞が神経ネットワークを形成する過程でグリア細胞もその数
を増やし，（　　　）と呼ばれるグリア細胞の増加は，神経細胞の軸
索に髄鞘を形成する（　　　）に役割を果たす。（　　　）は，神経
ネットワークにおける情報伝達をよりスムーズにする。

6. 髄鞘化が情報処理の様態をスムーズにするように，（　　　）や
（　　　）などの神経伝達物質も情報処理に密接にかかわる。これら
の物質が加齢とともに，または特定の病因により減少して，
（　　　）や（　　　）など，老年期で比較的多い精神神経疾患の発
症に関与する。

7. 身体の発達を（　　　），（　　　），（　　　）に分類して，その違

いを記述すると，扁桃腺やリンパ腺，腸の分泌腺などの（　　　）
の生理機能は児童期後半にかけて急成長するが，その後は衰退す
る。（　　　）は，児童期後半にはその機能は完成して成人期まで維
持される。（　　　）の生理機能は青年期に急速に発達を見せる。

8. 人では，胎生 3，4 週に神経管の前方に 3 つの膨隆部を観察すること
ができる。これらは前方より（　　　），（　　　），（　　　）と呼
ばれている。膨隆の壁は神経組織を分化させて成長し，内腔は，そ
のまま中空を維持して脳室となる。さらに第 5 週には前脳胞が
（　　　）と（　　　）に分かれる。菱脳胞も（　　　）と（　　　）
に区別される。

9. 大脳皮質を占める 70 〜 80% の興奮性神経細胞は胎生期に，脳室に
面した部分である（　　　），もしくはそれに隣接した（　　　）に
おいて産生され，脳表面側へと移動する。これは（　　　）と呼ば
れている。

10. 脳は成体期になると，4 つの可塑性の原理，すなわち（　　　），
（　　　），（　　　），（　　　）に従ってネットワークを変化させ
る。

11. 発達には遺伝と環境のどちらが重要なのかという論争を（　　　）
と呼ぶ。つまりは，生得説と経験説のぶつかり合いである。

12. 心の発達には「特定の環境の影響をその時期のみ受けうる敏感な時
期」があることがわかっており，これを（　　　）と呼ぶ。

13. （　　　）は，劣性の遺伝性代謝異常でフェニールアラニンをチロシ
ンに変える酵素を欠く病気である。

14. アルツハイマー型認知症の病理所見として，（　　　）を含む側頭葉
内側，頭頂葉，前頭葉に萎縮が認められる。さらに，萎縮部位に一
致して神経細胞脱落と反応性グリオーシス，（　　　），（　　　）を

認める。(　　　)や(　　　)はアルツハイマー型認知症に特徴的であるが，いずれも疾患特異的ではない。老人斑の主要構成成分は(　　　)である。

15. アルツハイマー型認知症の約 1% が遺伝的に受け継がれてしまう家族性の遺伝疾患である。これまでに原因遺伝子として (　　　)，(　　　)，(　　　) の遺伝子変異が同定されている。

解答

1. 生涯発達
2. 受精，受精，受精卵
3. 臍帯，臍帯
4. 神経ネットワーク
5. オリゴデンドロサイト，髄鞘化，髄鞘化
6. アセチルコリン，ドーパミン，アルツハイマー型認知症，パーキンソン病
7. リンパ型，神経型，生殖型，リンパ型，神経型，生殖型
8. 前脳胞，中脳胞，菱脳胞（もしくは後脳胞），終脳胞，間脳胞，後脳胞，髄脳胞
9. 脳室帯，脳室下帯，放射状移動
10. 変性，再生，再構築，回復
11. 遺伝 – 環境論争
12. 臨界期
13. フェニールケトン尿症
14. 海馬，老人斑，神経原線維変化，老人斑，神経原線維変化，β アミロイド（Aβ）
15. プレセニリン 1（PSEN1），プレセニリン 2（PSEN2），アミロイド

前駆タンパク質（APP）

引用・参考文献

Blakemore, C., Cooper, G. F., 1970, Development of the brain depends on the visual environment. Nature. 228 : 477-478.

14 | 心の病気の生物学的基礎

《**本章の目標＆ポイント**》　第14章では，気分障害や統合失調症の生物学的基礎について，神経伝達の異常という観点から学ぶ。また，発達障害など，生物学的基礎が十分に明らかになっていない心の病気についても，現時点で解明されている知見について理解することを学習の目標とする。
《**キーワード**》　クロルプロマジン，レセルピン，パーキンソン病，ドーパミン仮説，グルタミン酸仮説，SSRI，SNRI，素質－ストレスモデル，社会脳仮説，実行機能

1.　統合失調症

　統合失調症は，10歳代後半～30歳代に発症する心の病である。主症状として，「陽性症状」と呼ばれる幻覚（主に幻聴），被害妄想，行動や思考における能動感や自己所属感の喪失などがある。また，「陰性症状」と呼ばれる症状も見られ，目標に向けて行動するための思考を組織する力が減退し，意欲や自発性が低下する。統合失調症では，自らの症状について認識することが困難となる病識の欠如が見られる。そして，これらの結果として，日常生活を過ごすことが困難となり，対人関係の形成，維持，さらに職業生活に支障を来たすこととなる。

　統合失調症の生物学的メカニズムについては，まだ詳細は明らかにされていない。ただ，主要なものとしてドーパミン神経の機能亢進が想定されている。1950年代初期に最初の抗統合失調症薬としてクロルプロマ

ジンが偶然発見された。これはフランスの製薬会社から抗ヒスタミン薬として合成された薬剤であるが，鎮静効果が見出されたことから，統合失調症患者に適用され，一定の効果を得た。次に，ヘビの咬み傷に効く植物の根茎の活性成分であるレセルピンにも抗統合失調症効果が見出された。

　これら二つの薬剤はパーキンソン病と同様の運動変化，すなわち静止時振戦，筋硬直，自発運動減少を伴う。パーキンソン病は，黒質−線条体のドーパミン神経が変性し，ドーパミンが減少することで起きる，運動障害を主症状とする神経疾患であることが報告されている（図14−1）。そのため，クロルプロマジンやレセルピンはドーパミン神経の機能を低下させ，ドーパミンを減少させることが推測され，逆に，統合失調症ではドーパミン神経の機能が亢進し，ドーパミンが増加するという

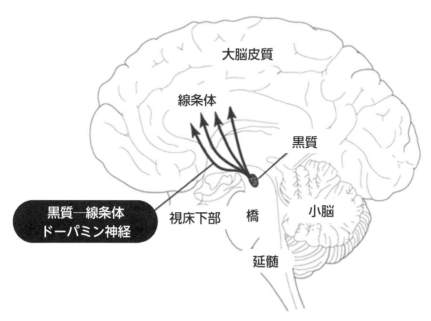

出典：坂本敏郎・上北朋子・田中芳幸（編集）神経・生理心理学．ナカニシヤ出版．

図 14−1　黒質−線条体ドーパミン神経

「統合失調症のドーパミン仮説（ドーパミン理論）」が提唱された。

　現在では，クロルプロマジンはドーパミン受容体のアンタゴニスト（阻害薬）として作用することで，レセルピンはシナプス小胞を壊してドーパミンを始めとするモノアミンを枯渇させることで，ドーパミン神経の機能を低下させることがわかっている（図14-2）。また，健常者に統合失調症の症状を引き起こすアンフェタミンやコカインなどは，ドーパミンを始めとするモノアミンを増加させることもわかっている。

　その後，統合失調症のドーパミン仮説は，新たな発見とともに洗練化された。最もよく効く抗統合失調症薬であるハロペリドールがドーパミン受容体に対して比較的低い親和性であったのだ。これについて検討が進み，クロルプロマジンはドーパミン受容体のなかでも，そのサブタイ

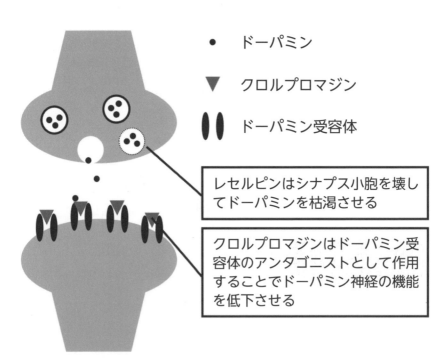

出典：坂本敏郎・上北朋子・田中芳幸（編集）神経・生理心理学. ナカニシヤ出版.

図14-2　クロルプロマジンとレセルピンの作用機序

プである D₁ 受容体，D₂ 受容体の両方に結合すること，さらに，ハロペリドールは D₂ 受容体にのみ結合することがわかった。このことから，統合失調症は，ドーパミン受容体全般ではなく，D₂ 受容体の明確な活性亢進が原因となって起こることが推測された。このドーパミン仮説における D₂ 受容体の解釈は，統合失調症における神経基盤の理論で最も広く認識されているものである。

　統合失調症について，もう一つ主要な仮説（理論）として，「グルタミン酸仮説（グルタミン酸理論）」がある。この理論では，グルタミン酸作動性神経の機能不全が統合失調症の病態に関与すると考える。歴史的にはまだ若い仮説で，1980 年に患者の髄液中のグルタミン酸濃度が低いことが報告されたことが始まりとされている。発表された当初，再現性がないなどの理由で，この理論には懐疑が持たれた。グルタミン酸受容体

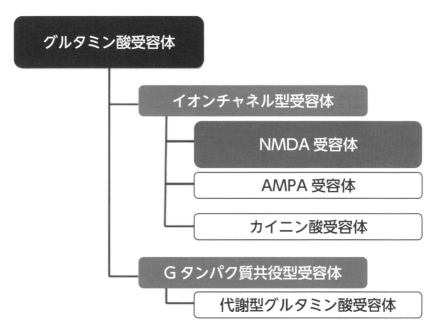

出典：坂本敏郎・上北朋子・田中芳幸（編集）神経・生理心理学．ナカニシヤ出版．

図 14-3　グルタミン酸受容体のサブタイプ

には複数種類のサブタイプがあるが（図14-3），このうちのNMDA受容体を遮断するフェンサイクリジンが統合失調症の症状と酷似する症状を引き起こすことから，グルタミン酸理論は再び脚光を浴び，1990年代から急速に発展したゲノム研究でも，グルタミン酸関連の候補遺伝子として有意な関連を認めている。

　脳画像研究も，統合失調症患者における病変のいくつかを明らかにしている。典型的なものとして，異常に小さい大脳皮質と異常に大きい脳室が報告され，そのほかにも広範の異常が見つかっている。しかし，脳の病変は広範囲であるにもかかわらず，それはランダムに散見されるものではない。皮質では前頭連合野，帯状回，内側側頭葉において異常が認められるのが一般的である。また，驚くべきことにドーパミン神経の構造的変化の証拠はほとんど報告されていない。統合失調症については，そのメカニズムがいまだ十分に解明されたとは言い難い状況にあり，現在でもなお，心の病における最大の難問となっている。

2.　うつ病，双極性障害

　うつ病は，抑うつ気分，または興味または喜びの喪失等の症状が持続する精神疾患である。一方，双極性障害は，躁状態または軽躁状態とうつ状態を反復する精神疾患である。それぞれ病態が異なるため，個別に見ていきたい。

　うつ病に関する双生児研究は，一方が発症した際にもう一方が発症する割合が，二卵性双生児では15％，一卵性双生児では60％であることを報告し，遺伝的素因が病態に深くかかわることを示している。しかしながら，曝露されるストレスをはじめとする環境の相違もまた，発症のうえで重要な要因となっていることも明らかである。

　うつ状態を回復させる抗うつ薬は，先述の統合失調症の節で紹介され

たクロルプロマジンと同様に，偶然発見された。モノアミン酸化酵素阻
害薬であるイプロニアジドは，当初，結核の治療薬として開発され，そ
の抗結核効果は認められなかったが，患者が結核で憂うつになることが
減ることから，うつ病の治療薬として用いられるようになった。ここか
ら，うつ病にはモノアミンが関与するという「モノアミン仮説」が広ま
った。その後，三環系抗うつ薬であるイミプラミンが登場し，これはセ
ロトニンやノルアドレナリン（ノルエピネフリン）の再取り込みを阻害
して，濃度を上昇させる薬剤であった（**図 14-4**）。現在では，選択的モ
ノアミン再取り込み阻害薬である，選択的セロトニン再取り込み阻害薬
（selective serotonin reuptake inhibitors; SSRI），選択的ノルアドレナリ

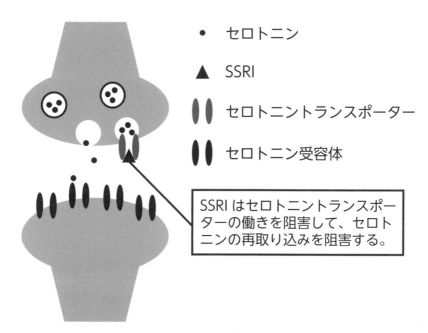

SSRI はセロトニントランスポーターの働きを阻害して，セロトニンの再取り
込みを阻害し，シナプス間隙でのセロトニン量を増やすことで抗うつ効果を
示す。

出典：坂本敏郎・上北朋子・田中芳幸（編集）神経・生理心理学. ナカニシヤ出版.

図 14-4　SSRI の作用機序

ン再取り込み阻害薬（selective noradrenaline reuptake inhibitors;
SNRI）が適用され，セロトニン作動性神経とノルアドレナリン作動性神
経の活動の低下がうつ病の原因であると考えられている。実際，うつ病
の患者では，セロトニン受容体とノルアドレナリン受容体の数が増加す
るアップレギュレーション*1)という現象が認められている。これは，分
泌される神経伝達物質の量が少ない時に起きる現象である。

　うつ病について，もう一つ主要な理論に「素質－ストレスモデル」が
ある。この場合の素質とは遺伝的感受性を指す。この理論によると，う
つ病を発症させる素質を受け継いだ人は，発達早期にストレスに曝され
ると，ストレスに関わるシステムが感受性の高い状態で機能し続けるよ
うになり，結果として軽いストレッサーに対しても過剰に反応するよう
になる。この理論を支持する証拠として，実際，うつ病患者の内分泌系
はストレスに対して異常な反応を示す。第3章，第8章でも述べたが，
通常，人がストレスに曝されると，副腎皮質から出る糖質コルチコイド
の抗ストレス作用によって，ストレスに抵抗可能な身体の状態がつくら
れる。ストレス負荷により視床下部から副腎皮質刺激ホルモン放出ホル
モン（CRH）が分泌されると下垂体前葉からの副腎皮質刺激ホルモン
（ACTH）の分泌が促進され，さらにACTHは副腎皮質を刺激し，最終
的に糖質コルチコイドが分泌される。海馬，視床下部，下垂体には糖質
コルチコイド受容体が存在し，糖質コルチコイドの分泌量が増大すると
これらの部位の受容体を介してCRHやACTHの合成・分泌が抑制され
る。その結果，糖質コルチコイドの分泌量も抑制されるネガティブ・フ
ィードバックが生じる（図14-5）。視床下部－下垂体－副腎皮質系はス
トレスから生体を守る正常な機構の一つであり，同機構におけるネガテ
ィブ・フィードバックは糖質コルチコイドの神経細胞への過度な曝露を
抑えるシステムである。うつ病患者では，このネガティブ・フィードバ

---

*1)　アップレギュレーションとは逆の現象をダウンレギュレーションと呼ぶ。

ックが減弱し，糖質コルチコイドが過剰に分泌されてしまうことがわかっている。過剰に分泌された糖質コルチコイドは神経細胞に毒性を示すため，これがうつ病の発症につながっているのではないかと，現在では考えられている。

　双極性障害は，一卵性双生児における一致率が二卵性双生児よりも高いことから，遺伝的要因が関与すると考えられている。疾患に関わる複数の候補遺伝子も発見されているが，原因は完全には解明されていない。治療は，薬物療法と心理社会的治療が中心となり，躁状態の急性期には，リチウム，バルプロ酸，カルバマゼピンなどの気分安定薬と，抗精神病薬が薬物療法として有効である。

　リチウムの躁病阻害作用は，これまで紹介した薬剤と同様に偶然発見されたものである。リチウムは，単純な陽イオンであるため，多様な薬理作用のうちどれが治療効果と関係しているのかが十分に解明されていないが，直接的には，マグネシウムイオン（Mg^{2+}）と拮抗する作用を介していると考えられている。

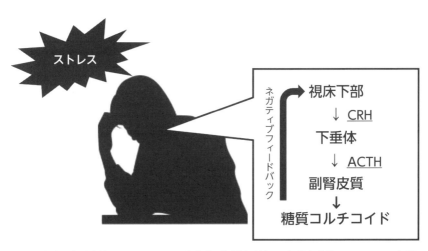

出典：坂本敏郎・上北朋子・田中芳幸（編集）神経・生理心理学．ナカニシヤ出版．

図 14-5　視床下部-下垂体-副腎皮質系におけるネガティブ・フィードバック

3. 不安障害

　不安は，直接的脅威がないにもかかわらず持続する慢性的恐怖であり，もしそれが効果的な対処行動への動機づけになるのであれば，適応的であると考えられる。しかし，不安が強いために正常な機能が破綻してしまう場合は，不安障害と呼ばれる。不安障害はあらゆる精神疾患のうちで最も多く見られ，すべての不安障害は，不安感，頻脈や高血圧などのストレス反応をもたらす。

　不安障害に含まれるものには，漠然とした強い不安感に囚われる全般性不安障害，特定の対象に恐れを感じる恐怖性不安障害，さらには，急激に生じる強い恐怖感とストレス症状に苦しむパニック障害などがある。また，不安を生み出す思考と衝動が反復し，制御できない状態になる強迫症もまた，不安障害に含まれる。不安障害の双生児研究における一致率は，二卵性双生児よりも一卵性双生児が概ね高いものの，発症の時期や症状は，患者個人の経験を反映したものが多い。

　不安障害に対しては，ベンゾジアゼピン系の薬剤とセロトニン受容体の作動薬が有効であることから，これらの薬剤の標的が不安障害のメカニズムであると考えられる。ベンゾジアゼピン系薬物は GABA 受容体のサブタイプである $GABA_A$ 受容体に対して作用し，GABA が結合する部位とは異なる部位に結合して，塩化物イオンの透過性を高めて神経細胞の活動を抑制する（**図 14-6**）。セロトニン受容体の作動薬で不安障害の治療にしばしば処方されるブスピロンは，特にサブタイプである 5-HT_{1A} 受容体に効果がある。また，先述の SSRI も不安障害の治療に用いられている。

　GABA 受容体もセロトニン受容体も脳に広く分布しているが，とりわけ扁桃体は $GABA_A$ 受容体の発現量が高く，動物モデルを用いた研究か

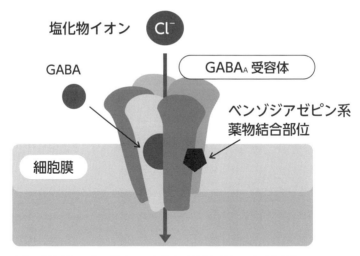

塩化物イオン　　Cl⁻

GABA

GABAₐ 受容体

ベンゾジアゼピン系
薬物結合部位

細胞膜

出典：坂本敏郎・上北朋子・田中芳幸（編集）神経・生理心理学．ナカニシヤ出版．

図 14−6　ベンゾジアゼピン系薬物の作用機序

ら，扁桃体への GABAₐ 受容体の拮抗薬の投与により，全身性に投与したベンゾジアゼピン系薬物の抗不安効果が阻害されることから，扁桃体は不安障害の発症に関与していることが示唆されている。

4．神経発達症

　神経発達症群とは，神経系の発達の不具合が背景に想定されている疾患で，自閉症スペクトラム障害（autism spectrum disorder；ASD），注意欠如多動症（attention-deficit hyperactivity disorder；ADHD），学習障害（learning disability；LD）などが含まれる。

　ASD は，第 10 章でも紹介したように，「社会的コミュニケーションおよび相互関係における持続的障害」，「限定された反復する様式の行動，興味，活動」を特徴とする精神神経疾患であり，症状は発達早期の段階

で必ず出現し，社会や職業，そのほかの重要な機能に重大な障害を引き起こす。病因について，遺伝子，神経系，内分泌系における様々な異常が報告されているが，発症につながる明確な要因は明らかにされていない。

米国シモン財団はASD研究サイト（Simons Foundation Autism Research Initiative：SFARI）を開設し（https://www.sfari.org/），ASD発症との関わりが示唆される遺伝子のデータベースを公開している（https://gene.sfari.org/）。データベースには900以上の遺伝子が登録されており，これらの遺伝子はASD発症との関与の程度が数値化されている。ASD患者の脳における形態学的異常として，前頭葉での脳回の数，神経細胞数やその配置など，灰白質での異常が報告されている。さらに，白質でも異常が報告されており，ASD患者では短い軸索を含む白質の容量が健常者に比べて増加し，離れた脳領域をつなぐ長い軸索を含む白質の容量は増えない。

ASD患者の脳では形態学的異常に加えて，社会脳仮説の観点から機能的異常も報告されている。社会脳仮説は「霊長類の進化における脳の大型化（大脳化）は，複雑な社会構造への適応進化として，最もよく説明できる」としている。社会脳仮説の基礎となる比較解剖学研究は，霊長類の異なる種間で，脳の大きさと群れの大きさとの間に強い関連が見られること，さらに，この関連性が，食性や環境などの要因と群れの大きさとの関連性よりも強いことを報告している。霊長類の一種であるヒトの脳機能も，社会脳仮説の観点から，どのように社会的な環境に適応しているのかを調べることで，社会脳の非定型発達事例としてASDを捉えることが可能となる。

社会的コミュニケーションおよび相互関係を担う社会脳は，限局した脳領域で担われるのではなく，複数の領域に局在すると考えられてい

る。例えば，紡錘上回は相手の顔を認識する際に働き，上側頭溝は相手
の動きや視線，意図などに関する情報を処理する。側頭頭頂接合部や前
頭葉内側部は相手の心の状態を推し量る際に働き，これらの部位から構
成されるネットワークを社会脳と呼ぶ。情動や価値判断に関与する扁桃
体や，動作の理解や模倣などに関与する下頭頂回などの脳領域も社会脳
の一部として含むことがある。ASD 患者では社会脳の活動パターンが
定型発達者と異なるという報告がある。一方で，それらは変わらないと
の報告もあり，更なる研究が求められている。

　ADHD は，不注意，多動性，衝動性という症状で定義され，12 歳以
前から症状を認める神経発達症である。その病態として，背外側前頭前
野から背側線条体，尾状核に投射され，淡蒼球，黒質，視床下核から視
床を経て前頭連合野に至る回路が基盤となる実行機能の障害，さらに
は，前頭眼窩野，前帯状回から腹側線条体，側坐核に投射され，腹側淡
蒼球，視床を経て前頭連合野に至る回路が基盤となる報酬系の障害が考
えられている。報酬系については，とりわけ，将来の大きな報酬よりも
目前の小さな報酬に飛びつきやすくなる報酬遅延の障害が顕著である。

　LD は，読み障害，書き障害，算数障害のように，「読字・書字・算
数」の高次機能が発達に伴って障害されている状況と規定されている。
LD の病態メカニズムは，現時点では十分に解明されているとは言い難
い。しかし，近年の fMRI を用いた研究では，一般的に言語野が存在す
る左半球の異常が指摘されている。また遺伝的要因や胎児期，周産期の
母体のアルコールや覚醒剤への曝露，さらには低酸素，未熟児出生など
も原因として考えられている。

　これまでに紹介した ASD，ADHD，LD は，合併するケースが多く，
それぞれが独立した障害として存在するわけではない。そのため，これ
らは神経発達症群として，まとまって理解されることが多い (**図 14-7**)。

　この章では，心の働きの不具合，すなわち心の病に関する神経・生理学的知見について紹介した。心の病に関する神経・生理学的知見は必要ないとの考え方が未だにあるが，これは誤りである。心理学ではよく言われることだが，人（素人）は他人の行動や自分の行動を説明する際に独自の理論や信念，すなわち「しろうと理論」を用いる。しろうと理論は自分や他人の行動に影響を及ぼすので，その理論が作られる過程や，その理論が行動に与える影響力は心理学の研究対象にもなっている。これは神経・生理学的知見についても同様である。例えば，神経・生理学的知見を含まない心理学の知識を備えていたとすると，心の病や神経発達症の病名や症状を知っているので，身近な人がそれに罹患した場合に，発症自体には気づくことができる。また，臨床心理学を詳しく学んだならば，その症状について理解し，介入することもできるであろう。ただ，先に述べたしろうと理論からもわかるように，人は「わからないこと」に，あれやこれやと想像をめぐらす生き物である。神経・生理学的知見を含まない心理学を学んだ場合，心理学に関するしろうと理論の生成は抑えられても，神経・生理学的知見に関するしろうと理論の生成

社会的コミュニケーションおよび相互関係における持続的障害
限定された反復する様式の行動、興味、活動

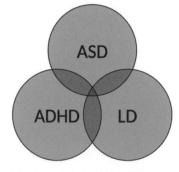

不注意
多動性
衝動性
実行機能の障害
報酬系の障害

読み障害
書き障害
算数障害

出典：坂本敏郎・上北朋子・田中芳幸（編集）神経・生理心理学. ナカニシヤ出版.

図14-7　神経発達症群

は抑えられていないので，病状の適切な理解が阻まれるだろう。結果として，これは良い事態に至らない。神経・生理学的知見は日進月歩の勢いで蓄積されている。心の病を神経・生理学的知見に基づいて考えることで，この領域におけるしろうと理論の生成は抑えられ，病状のより具体的な理解とともに，このあと，罹患した方がどのようになるのか，自分はその方に何ができるのかという点をうっすらと見通すことができるだろう。統合失調症，気分障害（うつ病，双極性障害），不安障害などの心の病と，近年，罹患率の増加が著しい ASD，ADHD，LD などの神経発達症は，現在でも難治とされている。それらの病状についての神経・生理学的理解が増すと，より一層，自分に何ができて何ができないのかがわかるようになる。ここでの学びをきっかけとして，ぜひ心の病と発達系の障害に関するより深い理解を目指して欲しい。

演習問題

【問題】

1. 1950年代初期に最初の抗統合失調症薬として（　　　）が偶然発見された。これはフランスの製薬会社から抗ヒスタミン薬として合成された薬剤であるが，鎮静効果が見出されたことから，統合失調症患者に適用され，一定の効果を得た。次に，ヘビの咬み傷に効く植物の根茎の活性成分である（　　　）にも抗統合失調症効果が見出された。

2. クロルプロマジンとレセルピンは（　　　）と同様の運動変化，すなわち静止時振戦，筋硬直，自発運動減少を伴う。（　　　）は，黒質−線条体の（　　　）が変性し，ドーパミンが減少することで起きる，運動障害を主症状とする神経疾患であることが報告されてい

る。

3. 統合失調症では（　　　）の機能が亢進し，（　　　）が増加するという「（　　　）」が提唱された。

4. 統合失調症は，ドーパミン受容体全般ではなく，（　　　）受容体の明確な活性亢進が原因となって起こることが推測された。

5. 統合失調症について，ドーパミン理論のほかにもう一つ主要な仮説（理論）として，「（　　　）」がある。この理論では，（　　　）作動性神経の機能不全が統合失調症の病態に関与すると考える。

6. グルタミン酸受容体には複数種類のサブタイプがあるが，このうちの（　　　）受容体を遮断するフェンサイクリジンが統合失調症の症状と酷似する症状を引き起こすことから，グルタミン酸理論は再び脚光を浴びた。

7. （　　　）阻害薬であるイプロニアジドは，当初，結核の治療薬として開発され，その抗結核効果は認められなかったが，患者が結核で憂うつになることが減ることから，うつ病の治療薬として用いられるようになった。ここから，うつ病にはモノアミンが関与するという「（　　　）仮説」が広まった。

8. 三環系抗うつ薬としてイミプラミンが登場したが，現在では，選択的モノアミン再取り込み阻害薬である，（　　　），（　　　）が適用され，セロトニン作動性神経とノルアドレナリン作動性神経の活動の低下がうつ病の原因であると考えられている。

9. うつ病について，主要な理論に「（　　　）」がある。この理論によると，うつ病を発症させる遺伝的感受性を受け継いだ人は，発達早期にストレスに曝されると，ストレスに関わるシステムが感受性の高い状態で機能し続けるようになり，結果として軽いストレッサーに対しても過剰に反応するようになる。

10. うつ病患者では，（　　　　）のネガティブ・フィードバックが減弱し，（　　　　）が過剰に分泌されてしまうことがわかっている。過剰に分泌された（　　　　）は神経細胞に毒性を示すため，これがうつ病の発症につながっているのではないかと，現在では考えられている。

11. （　　　　）の躁病阻害作用は，これまで紹介した薬剤と同様に偶然発見されたものである。（　　　　）は，単純な陽イオンであるため，多様な薬理作用のうちどれが治療効果と関係しているのかが十分に解明されていないが，直接的には，Mg^{2+} と拮抗する作用を介していると考えられている。

12. 不安障害に対しては，ベンゾジアゼピン系の薬剤とセロトニン受容体の作動薬が有効であることから，これらの薬剤の標的が不安障害のメカニズムであると考えられる。ベンゾジアゼピン系薬物は（　　　　）受容体に対して作用し，GABA が結合する部位とは異なる部位に結合して，塩素イオンの透過性を高めて神経細胞の活動を抑制する。

13. ASD 患者の脳では形態学的異常に加えて，（　　　　）の観点から機能的異常も報告されている。（　　　　）は「霊長類の進化における脳の大型化（大脳化）は，複雑な社会構造への適応進化として，最もよく説明できる」としている。

14. ADHD は，不注意，多動性，衝動性という症状で定義され，12歳以前から症状を認める神経発達症である。その病態として，背外側前頭前野から背側線条体，尾状核に投射され，淡蒼球，黒質，視床下核から視床を経て前頭連合野に至る回路が基盤となる（　　　　）の障害，さらには，前頭眼窩皮質，前帯状回から腹側線条体，側坐核に投射され，腹側淡蒼球，視床を経て前頭連合野に至る回路が基

盤となる（　　　）の障害が考えられている。

15. LD は，読み障害，書き障害，算数障害のように，「読字・書字・算数」の高次機能が発達に伴って障害されている状況と規定されている。LD の病態メカニズムは，現時点では十分に解明されているとは言い難い。しかし，近年の fMRI を用いた研究では，一般的に言語野が存在する（　　　）の異常が指摘されている。

解答

1. クロルプロマジン，レセルピン
2. パーキンソン病，パーキンソン病，ドーパミン神経
3. ドーパミン神経，ドーパミン，ドーパミン仮説（ドーパミン理論）
4. D_2
5. グルタミン酸仮説（グルタミン酸理論），グルタミン酸
6. NMDA
7. モノアミン酸化酵素，モノアミン
8. 選択的セロトニン再取り込み阻害薬（selective serotonin reuptake inhibitors；SSRI），選択的ノルアドレナリン再取り込み阻害薬（selective noradrenaline reuptake inhibitors; SNRI）
9. 素質−ストレスモデル
10. 視床下部−下垂体−副腎皮質系，糖質コルチコイド，糖質コルチコイド
11. リチウム，リチウム
12. $GABA_A$
13. 社会脳仮説，社会脳仮説
14. 実行機能，報酬系
15. 左半球

引用・参考文献

1. Ehringer, H., Hornykiewicz, O., 1960, Verteilung von Noradrenalin und Dopamin (3-Hydroxytyramin) im gehirn des Menschen und ihr Verhalten bei Erkrankungen des Extrapyramidalen systems. Klinische Wochenschrift. 38 : 1236-1239.
2. Frith, C., Dolan, R. J., 1998, Images of psychopathology. Curr. Opin. Neurobiol. 8 : 259-262.
3. Egan, M. F., Weinberger, D. R., 1997, Neurobiology of schizophrenia. Curr. Opin. Neurobiol. 7 : 701-707.
4. Nopoulos, P. C., Ceilley, J. W., Gailis, E. A., Andreasen, N. C., 2001, An MRI study of midbrain morphology in patients with schizophrenia : relationship to psychosis, neuroleptics, and cerebellar neural circuitry. Biol. Psychiatry. 49 : 13-19.
5. MacKinnon, D. F., Jamison, K. R., DePaulo, J. R., 1997, Genetics of manic depressive illness. Annu. Rev. Neurosci. 20 : 355-373.
6. Nemeroff, C. B., 1998, The neurobiology of depression. Sci. Am. 278 : 42-49.
7. Brown, E. S., Rush, A. J., McEwen, B. S., 1999, Hippocampal remodeling and damage by corticosteroids : implications for mood disorders. Neuropsychopharmacology. 21 : 474-484.
8. Holsboer, F., 2000, The corticosteroid receptor hypothesis of depression. Neuropsychopharmacology. 23 : 477-501.
9. Young, E. A., Lopez, J. F., Murphy-Weinberg, V., Watson, S. J., Akil, H., 2000, Hormonal evidence for altered responsiveness to social stress in major depression. Neuropsychopharmacology. 23 : 411-418.
10. Davis, M., Rainnie, D., Cassell, M., 1994, Neurotransmission in the rat amygdala related to fear and anxiety. Trends Neurosci. 17 : 208-214.
11. Casanova, M. F., Buxhoeveden, D., Gomez, J., 2003, Disruption in the inhibitory architecture of the cell minicolumn : implications for autism. Neuroscientist. 9 : 496-507.

12. Levitt, J. G., Blanton, R. E., Smalley, S., Thompson, P. M., Guthrie, D., McCracken, J. T., Sadoun, T., Heinichen, L., Toga, A. W., 2003, Cortical sulcal maps in autism. Cereb. Cortex. 13 : 728-735.

13. Herbert, M. R., Ziegler, D. A., Makris, N., Filipek, P. A., Kemper, T. L., Normandin, J. J., Sanders, H. A., Kennedy, D. N., Caviness, V. S. Jr., 2004, Localization of white matter volume increase in autism and developmental language disorder. Ann. Neurol. 55 : 530-540.

14. Dunbar, R. I., 2009, The social brain hypothesis and its implications for social evolution. Ann Hum Biol. 36 : 562-572.

15. Adolphs, R., 2003, Cognitive neuroscience of human social behaviour. Nat. Rev. Neurosci. 4 : 165-178.

16. Brothers, L., 2002, The Social Brain : A Project for Integrating Primate Behavior and Neurophysiology in a New Domain. In : Cacioppo, JT., Ed., Foundations in Social Neuroscience. MIT Press, Cambridge, 367-385.

17. Frith, U., Frith, C., 2010. The social brain : allowing humans to boldly go where no other species has been. Philos. Trans. R. Soc. Lond. B. Biol. Sci. 365 : 165-176.

18. Hadjikhani, N., Joseph, R. M., Snyder, J., Chabris, C. F., Clark, J., Steele, S., McGrath, L., Vangel, M., Aharon, I., Feczko, E., Harris, G. J., Tager-Flusberg, H., 2004, Activation of the fusiform gyrus when individuals with autism spectrum disorder view faces. Neuroimage. 22 : 1141-1150.

19. Pierce, K., Redcay, E., 2008, Fusiform function in children with an autism spectrum disorder is a matter of "who". Biol. Psychiatry. 64 : 552-560.

15 | まとめと展望

《**本章の目標＆ポイント**》　最終章では，これまで学んできた内容がどのような研究手法によって解明されてきたのかを理解することを学習の目標とする。そして，神経・生理心理学の課題や今後の発展についても学ぶ。

《**キーワード**》　脳波，事象関連電位，磁気共鳴画像法（magnetic resonance imaging；MRI），CT（computed tomography），PET（positron emission tomography），機能的 MRI（functional magnetic resonance imaging；fMRI），近赤外分光法，破壊法，電気刺激法，電気的活動記録法，マイクロダイアリシス法，免疫組織化学法，ノックアウト法，再現性問題，Registered Replication Reports，神経神話，シチズンサイエンス

1. 脳画像技術

　心理学ではヒトを対象に脳を研究する際に非侵襲的な方法が用いられる。古くからある非侵襲的方法に脳波の測定がある。脳波は脳電図とも呼ばれる。ヒトの脳は 300 億〜千数百億個の神経細胞からなり，この神経細胞の集団が示す電気活動が脳波となって現れる。脳波の研究では，その個体が生きているかぎり絶え間なく自発的に出現する自発脳波と，光や音あるいは自発的な運動といった特定の事象に関連して一過性に生じる事象関連電位を解析する。事象関連電位は，初期の研究では感覚刺激に誘発された神経系の電気活動であることから，誘発電位と呼ばれていたが，その後の研究で心的活動や随意運動によっても電位変化が生ずることから，この名前に変えられた。広義には感覚刺激に誘発される電

位変化を含む概念であるが，狭義には注意，認知，記憶といった心的過程に関わる電位変化のみを指す。事象関連電位の特長は，第一に脳内の心的活動をミリ秒単位で分析できる時間分解能にある。そして第二に比較的安価な装置で測定でき，測定の際の実験参加者の拘束が比較的少なく，苦痛が少ない点も特長として挙げられる。

脳波は脳の電気活動を波形として捉える方法であるが，脳の構造または機能を画像によって可視化する研究法を総称して脳の画像解析と呼ぶ。これには磁気共鳴画像法（magnetic resonance imaging；MRI），陽電子放出断層撮影法（positron emission tomography，PET），機能的磁気共鳴画像法（functional magnetic resonance imaging；fMRI）などがある。MRI は水素原子が磁場内で高周波により活性化された際に放出する波を測定することで脳の構造に関する高分解画像を得る方法である。水素原子が磁場内で高周波により活性化された際に波を放出する現象は核磁気共鳴現象と呼ばれている。同じく脳の構造を見るコンピューター断層撮影法（computed tomography，CT）とは異なり，MRI はコントラスト分解能[*1]に優れていること，任意の断層面を選べること，骨によるアーティファクト[*2]がないことなどの特性を有する。

PET は脳の構造ではなく脳の機能を画像によって提供する方法である。活動的な神経細胞がしばしば血管拡張因子である一酸化窒素を放出するため，脳の活動的な部位には血流の増加が見られるという前提で放射性の水を投与して脳機能を知ることも利用法の一つである。よく利用される方法として脳のエネルギー源であるグルコースと類似の放射性2-デオキシグルコースを頸動脈から投与し，それを脳の活動している部位に取り込ませて脳機能を知る方法がある。fMRI は MRI の特長と PET の特長を合わせた方法であり，脳の構造と機能の両方を見ることができる。また，PET と異なり，血流中酸素の増加を画像にすることか

---

*1) 小さいものまで区別して見る性能。
*2) 画像処理の過程で発生するデータの誤りや信号の歪み。

ら，何も投与しなくて良いため，有用な研究手段として広く用いられている。ただし，血流の変化は実際の神経活動に比べると変化が遅いため，刺激呈示後の遅延が fMRI の解決すべき課題となっている。また近年，近赤外分光法も広く利用されている。この方法は，高い安全性と少ない拘束性から乳幼児を対象に利用されている。

2. 動物を対象とした神経・生理心理学の研究

　第 12 章で紹介したように，心理学者はこれまで動物行動それ自体を研究するためだけでなく，ヒトのモデルを提供するために動物を研究対象としてきた。神経・生理心理学の研究でも動物を対象とすることがあり，それは主にヒトでは行えない侵襲的方法を必要とする場合が多い。例えば，脳のある部位が破壊されたため，その動物の行動レパートリーから特定の行動能力が失われたならば，脳のその部位がその能力を担っている可能性は強い。これは破壊法または損傷法と呼ばれる脳機能の最もシンプルな研究法である。破壊法は，その破壊の方法に応じて吸引法，電気破壊法，神経毒による破壊法などがある。

　脳は神経細胞が電気的，化学的情報を伝え，相互に連絡を取ることで機能する臓器である。したがって，ある部位を電気的に刺激すると，その部位が担う機能が発現する。例えば，四肢を動かす機能を担っている運動野を電気刺激すると，その刺激によって四肢が動く。この方法は電気刺激法と呼ばれる。電気刺激法は，てんかんを意図的に引き起こす際にも用いられている。また，意図的に刺激することはせず，脳に電極を刺して動物が行動している際の電気活動を記録して，ある部位が担う脳機能を調べる方法がある。これは電気的活動記録法と呼ばれている。

　脳の化学的な情報のやりとり，すなわち，神経細胞と神経細胞の隙間を遊離する神経伝達物質を，動物の脳から連続的に測定する方法にマイ

クロダイアリシス法がある。これらの研究法は刺激用の電極や記録用の電極，そして，神経伝達物質を回収するプローブなどが，それぞれ脳のある場所に正確に刺されることが重要である。この刺入手術は脳定位固定装置を用いて行うことにより実現する。この装置に固定された動物の脳部位の解剖学的位置は，すべて三次元座標で指示することができる。また，マイクロダイアリシス法は1980年代半ばから用いられ，その低い侵襲性から急速に普及し，現在でも広く用いられている。

　脳機能を調べるために，神経解剖学的方法もしばしば用いられる。免疫組織化学法と呼ばれる方法は抗原抗体反応を利用して脳の組織切片を染めわけ，組織中の抗原の存在および局在を顕微鏡下で観察して，脳の構造を調べる方法である。抗原に直接反応する抗体（一次抗体）を標識して抗原を観察する方法を直接法と呼び，一次抗体に反応する抗体（二次抗体）を標識して抗原を観察する方法を間接法と呼ぶ。Fosタンパクと呼ばれるタンパク質は，神経細胞の活動時に発現するタンパク質で，免疫組織化学法で脳のさまざまな領域の活動を調べるのに利用されている。このほかにCREB，Arc，Zif-268と呼ばれる分子も指標として利用されている。

　また，第12章でも紹介したが，ゲノム上の特定の遺伝子の必須部分，すなわち遺伝子産物を作るために必要な部分を外来遺伝子と置換して，その遺伝子を破壊する遺伝子工学的手法としてノックアウト法がある。また，これを利用して作製したノックアウトマウスを対象に行動解析を行って，遺伝子と行動との関係を探る研究がある。ノックアウトマウスのほかに，トランスジェニックマウス，ノックインマウスなども神経・生理心理学の実験に用いられている。

3．心理学の再現性問題とこれからの神経・生理心理学

　2015 年の 8 月に Science 誌で驚くべき結果が報告された。過去の心理学の研究について再現実験を行ったところ，その再現性が 40％にも満たないというのだ。これは心理学界に衝撃を与え，その事実は一般のマスコミにおいても報道されて社会に大きな波紋が広がった。心理学という学問への社会からの信頼が揺らいだ瞬間だった。同誌の報告によれば，心理学者 270 名が，三つの高ランクの心理学の学術雑誌に掲載された研究 100 件について組織的に再現実験を行ったところ，元の研究で統計的な有意差（p 値が 0.05 以下）が認められた実験結果は，再現実験では 36％程度だったというのだ。

　この心理学の再現性問題は，心理学界が総力を挙げて解決すべき喫緊の課題となっている。解決方法の一つとして考えられるのは，個々の先行研究について元の研究よりも大きなサンプルサイズで再現実験を行い，得られる結果の精度を高めて知見を再確認することだ。この作業を通じて適切な知見のみを蓄積していくことにより，心理学を頑強な学問に変えることができる。しかし，アカデミア，とりわけ実験を研究手法の主軸と位置づける研究者コミュニティでは，そもそも再現実験の結果をまとめた研究は業績として評価されづらい。そのため，心理学における再現性の危機を解決する方法は，それがわかっていても推進することが難しいというジレンマに陥る。また，各研究者が先んじて新しい知見を世に発表することが求められる昨今の競争的環境下では，研究者間連携，研究グループ間連携のもとにデータを共有してビッグデータを生み出すことも困難であるため，必然的に一つの研究で扱えるサンプルサイズに限界が設けられてしまう。そのため，先述の「元の研究よりも大きなサンプルサイズで行う再現実験」も実施が困難となる。これらの理由

から，解決可能であるはずの心理学の再現性問題は，解決困難な問題として顕在化し，同時に，再現性の保証という本来あるべきサイエンスの姿を歪めてしまう体質を，現在の研究者コミュニティが内包することを明らかにした。

　心理学界は，この問題にただ手をこまねいていたわけではない。Association for Psychological Science（APS）は，機関誌である「Perspectives on Psychological Science」の 2012 年 11 月号で実験結果の再現可能性に関する特集を組み，この問題の重大性を広く世界的に周知した。そして APS は実際に行動を起こし，同誌に新たな論文カテゴリー「Registered Replication Reports」を新設して，所定の手続きに則って行われた追試を論文として積極的に掲載する方針を明らかにした。このような施策を心理学界は打ち出し，再現実験の結果を論文として発表可能にする制度を設けた。しかし，当然のことながら，その制度を利用する研究者がいなければ問題は解決しない。研究者コミュニティが内包する，1）再現実験を業績として評価しない風土，2）競争的環境下での研究者間の連携困難と，それによるスモールスケールな研究の横行という現状を改善しなければ，心理学は今後も正しい知見を蓄積することが難しい。心理学という学問の在り方を真摯に問う心理学者の多くは，この現状に焦りを感じはじめている。

　神経・生理心理学のなかで再現性を問われているテーマは神経神話と呼ばれる。これは，実際には誤っている脳科学に関連する情報にも関わらず，広く社会（市民）の間で受け入れられている知識であり，例えば，「右脳型と左脳型の人がいる」などのような知識がそれに当たる。では，このような再現性問題，神経神話の流布を防ぐためには，どのような方法があるのだろうか。著者は，解決策の一つにシチズンサイエンスがあると考えている。

　シチズンサイエンスは，職業科学者ではない一般の市民によって行われる科学的活動を指す。我が国では，社会課題の解決に重きを置く「市民科学」と呼ばれる活動が既にあるが，シチズンサイエンスは，市民科学に加えて，学問体系における科学的規範に則った知識生産も包含する，より広範な科学的活動とされている。すなわち，一定の目的・方法のもとに種々の事象を研究し，その成果としての体系的知識を増やす活動がシチズンサイエンスには含まれる。また，シチズンサイエンスは，しばしば職業科学者との協調により，もしくはその指導の下で行われ，世界的に拡大しつつある。歴史的には鳥類学，天文学などで行われ，現在では，気象観測や多様な生物の観察のほか，哲学，言語学，民俗学，考古学，地理学など多岐にわたる学問分野で行われている。

　2015年9月，アメリカで，オバマ政権下の大統領補佐官（科学技術担当）ジョン・P・ホルドレン（John P. Holdren）が発出したシチズンサイエンスに関する覚書では，シチズンサイエンスへの参加は，市民にSTEM（Science, Technology, Engineering and Mathematics）領域における実践的な学習の機会をもたらし，市民と科学の距離を近づけることなどが述べられていた。すなわち，研究の実践に市民が関わることで，科学的知見が適切に伝わるだけではなく，その限界と効用をこれまで以上に理解する市民が増えることが期待される。これは神経神話の流布を食い止める有効な手段となるだろう。

　また，再現性問題についても，シチズンサイエンスに参画する市民科学者，すなわち，シチズン・サイエンティストであれば，研究者コミュニティの体質により生ずる問題を上手く乗り越えられる可能性がある。そもそも，科学という営みのこれまでを考えれば，再現実験，研究者間連携は推奨されるべき行為である。しかし，現在の研究者コミュニティでは，それらの行為よりも，新しい発見，新しい概念をほかの研究者，

研究グループよりも先んじて報告することが善しとされる。この原因
は，アカデミックポストをめぐる過剰な競争の横行にあり，これが研究
者間連携，研究グループ間連携をも障害し，共創原理を基調としたデー
タの共有，それによる再現性の検証を難しくしている。現在の研究者コ
ミュニティの狭間に，本来あるべきサイエンスの姿が取り残されてしま
い，競争原理のもとで動く職業研究者では手のつけられない課題が積み
残されてきているのだ。心理学の再現性問題も，それら積み残された課
題の一つだと考えられる。そして，その課題群にアプローチする公共事
業こそが，今の学術には必要なのかもしれない。シチズンサイエンス
は，その公共事業を行う仕組みの一つになるだろう。心理学の分野で
は，日本心理学会が，認定心理士が参画する「シチズン・サイエンスプ
ロジェクト」を推進している。「日本心理学会認定心理士」は，大学の心
理学関係の学科名が学際性を帯びてきており，必ずしも心理学という直
接的名称が使われていない場合が多いことから，心理学の専門家として
仕事をするために必要な，最小限の標準的基礎学力と技能を修得してい
ると日本心理学会が認定した個人に与える資格である。認定心理士の多
くは市民であり，職業科学者ではない。日本心理学会が進めるシチズン
サイエンスは，文部科学省科学技術・学術審議会科学技術社会連携委員
会においても取り上げられている。日本心理学会では，シチズン・サイ
エンティストが学術集会の場で自身の活動を発表する社会連携セクショ
ンを設置している。当該セクションでは，シチズン・サイエンティスト
が「認定心理士として社会で実践していること」をテーマにポスター発
表を行い，日常生活の中で実践されている心理学の事例等を紹介してい
る。

4. おわりに

　放送大学での学びは，認定心理士資格取得に必要な単位を全て満たすことができる。また，他大学で修得した単位と放送大学で修得した単位をあわせて申請もできる。放送大学で修得した単位を活用してすでに6,700 人以上の方が認定心理士の資格取得要件を満たした。

　前節で紹介したシチズンサイエンスは，欧州と米国に，それぞれ，European Citizen Science Association と The Citizen Science Association というシチズンサイエンス協会が設立されている。組織化された活動の中で市民が科学研究に参画できることを生かし，これを研究推進の新しい手法として，シチズンサイエンスへの取り組みを進めている。シチズンサイエンスによる学術研究への貢献は世界的に注目されており，2018 年 10 月に出版された Nature 誌でも，その効用や課題が述べられている。我が国の動向としても，2021 年に出された第 6 期科学技術・イノベーション基本計画の中で，シチズンサイエンスが世界的に拡大する兆しがあることを受けて，シチズンサイエンスを推進することなどが述べられている。

　認定心理士資格は職業に直結する資格ではないが，人とかかわる仕事やボランティア活動などで心理学の基礎知識・技能を生かしたい人や，将来，心理学の専門職を目指す人がシチズン・サイコロジストとして活躍する際に有用な資格である。日本の心理学界では，国家資格である公認心理師以外に心理学関連諸資格が多く設立され，そのうちの一つである認定心理士は，そのほかの資格との区別が難しく社会的知名度が高いとは言い難い現状がある。日本心理学会は，シチズン・サイエンスプロジェクトを官公庁，企業，シンクタンク等と共同で推進することで，認定心理士の社会的知名度を向上させ，認定心理士が個人で活動しやすい

社会的風土の醸成を目指している。

　放送大学が行ったアンケートでは，資格取得のために学んだ心理学の知識や技能は，物の見方や考え方に役立った，知識を深めるために役立ったという意見がある。「人とのコミュニケーション」「人生や生活を考えるうえで」との回答も多く，心理学を学ぶことが，他者との人間関係や，自分自身の人生を見つめ直す契機になったことがうかがえる。また，直接，職業に直結する資格ではないが「仕事に役立った」という人も少なくない。現在の職場で，認定心理士資格を提示した回答者は，認定心理士の資格を取得したことで，実感した効果として，以下のような事柄を挙げている。

- 相手に信頼してもらえた
- それなりの経験知識があると判断された
- よく勉強する真面目な人だという好印象を与えられた
- 高齢者への身体的ケアよりも，心理的ケアに重点をおけるようになった
- 資格を取ったことが高く評価され，仕事へのモチベーションが上がった
- 心理学への興味や向上心が上司に理解され，仕事で紹介される時などに役立った
- 助言や発言をする時，自信を持てるようになった
- 上司や同僚から，「わからないことがあった時は協力してほしい」と頼られるようになった

　本書は，公認心理師を取得する方向けに設置された科目の印刷教材であるが，認定心理士を取得される方向けの印刷教材としても十分な内容となっている。ここで紹介したシチズンサイエンスは，先述のとおり国の科学技術・イノベーション基本計画にも盛り込まれており，今後は放

送大学から排出される認定心理士がシチズンサイコロジストとして活躍する社会の構築が期待される。また，公認心理師についても同様に，医療，教育，産業，福祉，司法といった五領域で活躍することが期待される。この中で，保健医療の現場で飛び交う共通言語は生物学の言葉が中心である。多職種連携が叫ばれる保健医療の現場で，公認心理師は保健医療の現場で支援対象となる人が抱える問題を，医師，看護師，薬剤師などのスタッフに適切に伝えて共有することが求められている。逆に，彼らから伝わる情報を受けて，支援対象となる方に心理師の立場から介入する必要がある。この情報共有に際し，心の記述を生物学の記述に，生物学の記述を心の記述に変換することも公認心理師には求められているのだ。そのためには，本書で紹介する知識は最低限，身に着けておく必要がある。

　実践だけでなく，研究を行う心理職でも，本書で紹介された知見を身につけておくことは重要である。心理学と生命科学との共同研究が世界的に増加の一途を辿る中で，日本ではそのような共同研究が推進されていないからだ。日本の心理学研究を支える機関は私立大学が主であり，私立大学における心理学を学ぶ学生の選抜には生物学が課されていないことが多い。これが，日本における心理学と生命科学との共同研究の展開を妨げる大きな要因となっている。本書では，できるだけ平易に神経・生理心理学の知見を紹介するように心がけた。ただ，心に留めておいていただきたいことは，医学，看護学，薬学などの領域では，これよりも遥かに広く，深いレベルで人体の理解が求められており，医師，看護師，薬剤師などは，それを身につけて現場に臨んでいる。そのため，公認心理師を目指す方も，心理学研究者を目指す方も，本書に書かれた内容にとどまらず，人体について学び，現場に出ても多職種と連携できるだけの「心の生物学的基盤」の理解を今後も目指す必要がある。その

ファーストステップとして本書を活用していただけたなら，著者として
これ以上，嬉しいことはない。

演習問題

【問題】

1. 心理学ではヒトを対象に脳を研究する際に非侵襲的な方法が用いら
   れる。古くからある非侵襲的方法に（　　　　）の測定がある。脳波
   は（　　　　）とも呼ばれる。ヒトの脳は300億～千数百億個の神経
   細胞からなり，この神経細胞の集団が示す電気活動が脳波となって
   現れる。（　　　　）の研究では，その個体が生きているかぎり絶え間
   なく自発的に出現する（　　　　）と，光や音あるいは自発的な運動
   といった特定の事象に関連して一過性に生じる（　　　　）を解析す
   る。

2. （　　　　）は水素原子が磁場内で高周波により活性化された際に放
   出する波を測定することで脳の構造に関する高分解画像を得る方法
   である。水素原子が磁場内で高周波により活性化された際に波を放
   出する現象は（　　　　）と呼ばれている。同じく脳の構造を見る
   （　　　　）とは異なる。

3. （　　　　）は脳の構造ではなく脳の機能を画像によって提供する方
   法である。活動的な神経細胞がしばしば血管拡張因子である
   （　　　　）を放出するため，脳の活動的な部位には血流の増加が見ら
   れるという前提で放射性の水を投与して脳機能を知ることも利用法
   の一つである。よく利用される方法として脳のエネルギー源である
   グルコースと類似の（　　　　）を頸動脈から投与し，それを脳の活
   動している部位に取り込ませて脳機能を知る方法がある。

4. （　　　　）は MRI の特長と PET の特長を合わせた方法であり，脳の構造と機能の両方を見ることができる。また，PET と異なり，血流中酸素の増加を画像にすることから，何も投与しなくて良いため，有用な研究手段として広く用いられている。

5. 近年，脳機能を研究する際に非侵襲的な方法として（　　　　）も広く利用されており，この方法は，高い安全性と少ない拘束性から乳幼児を対象に利用されている。

6. 心理学者はこれまで動物行動それ自体を研究するためだけでなく，ヒトのモデルを提供するために動物を研究対象としてきた。神経・生理心理学の研究でも動物を対象とすることがあり，それは主にヒトでは行えない侵襲的方法を必要とする場合が多い。例えば，脳のある部位が破壊されたため，その動物の行動レパートリーから特定の行動能力が失われたならば，脳のその部位がその能力を担っている可能性は強い。これは（　　　　）と呼ばれる脳機能の最もシンプルな研究法である。破壊法は，その破壊の方法に応じて（　　　　），（　　　　），（　　　　）による破壊法などがある。

7. 脳は神経細胞が電気的，化学的情報を伝え，相互に連絡を取ることで機能する臓器である。したがって，ある部位を電気的に刺激すると，その部位が担う機能が発現する。例えば，四肢を動かす機能を担っている運動野を電気刺激すると，その刺激によって四肢が動く。この方法は（　　　　）と呼ばれる。（　　　　）は，（　　　　）を意図的に引き起こす際にも用いられている。

8. 意図的に刺激することはせず，脳に電極を刺して動物が行動している際の電気活動を記録して，ある部位が担う脳機能を調べる方法がある。これは（　　　　）と呼ばれている。

9. 脳の化学的な情報のやりとり，すなわち，神経細胞と神経細胞の隙

間を遊離する神経伝達物質を，動物の脳から連続的に測定する方法
に（　　　）がある。動物を対象とした研究では刺激用の電極や記
録用の電極，そして，神経伝達物質を回収するプローブなどが，そ
れぞれ脳のある場所に正確に刺されることが重要である。この刺入
手術は（　　　）を用いて行うことにより実現する。

10. 脳機能を調べるために，神経解剖学的方法もしばしば用いられる。
（　　　）と呼ばれる方法は抗原抗体反応を利用して脳の組織切片
を染めわけ，組織中の抗原の存在および局在を顕微鏡下で観察し
て，脳の構造を調べる方法である。抗原に直接反応する抗体（一次
抗体）を標識して抗原を観察する方法を（　　　）と呼び，一次抗
体に反応する抗体（二次抗体）を標識して抗原を観察する方法を
（　　　）と呼ぶ。（　　　）と呼ばれるタンパク質は，神経細胞の
活動時に発現するタンパク質で，免疫組織化学法で脳のさまざまな
領域の活動を調べるのに利用されている。このほかに（　　　），
（　　　），（　　　）と呼ばれる分子も指標として利用されている。

11. ゲノム上の特定の遺伝子の必須部分，すなわち遺伝子産物を作るた
めに必要な部分を外来遺伝子と置換して，その遺伝子を破壊する
遺伝子工学的手法に（　　　）がある。これを利用して作製した
（　　　）を対象に行動解析を行って，遺伝子と行動との関係を探る
研究がある。ノックアウトマウスのほかに，（　　　），（　　　）な
ども動物心理学実験に用いられている。

12. 2015年の8月にScience誌の報告によれば，心理学者270名が，三
つの高ランクの心理学の学術雑誌に掲載された研究100件について
組織的に再現実験を行ったところ，元の研究で統計的な有意差
（p値が0.05以下）が認められた実験結果は，再現実験では36％程
度しか統計的に有意である結果が得られなかった。これは心理学の

（　　　　）と呼ばれている。

13. Association for Psychological Science は実際に行動を起こし，機関誌に新たな論文カテゴリーとして（　　　　）を新設して，所定の手続きに則って行われた追試を論文として積極的に掲載する方針を明らかにした。このような施策を心理学界は打ち出し，再現実験の結果を論文として発表可能にする制度を設けた。

14. 神経・生理心理学のなかで再現性を問われているテーマは（　　　　）と呼ばれる。これは，実際には誤っている脳科学に関連する情報にも関わらず，広く社会（市民）の間で受け入れられている知識である。

15. （　　　　）は，職業科学者ではない一般の市民によって行われる科学的活動を指す。我が国では，社会課題の解決に重きを置く（　　　　）と呼ばれる活動が既にあるが，（　　　　）は，（　　　　）に加えて，学問体系における科学的規範に則った知識生産も包含する，より広範な科学的活動とされている。

解答

1. 脳波，脳電図，脳波，自発脳波，事象関連電位
2. 磁気共鳴画像法（magnetic resonance imaging；MRI），核磁気共鳴現象，コンピューター断層撮影法（computed tomography，CT）
3. 陽電子放出断層撮影法（positron emission tomography，PET），一酸化窒素，放射性 2-デオキシグルコース
4. 機能的磁気共鳴画像法（functional magnetic resonance imaging；fMRI）
5. 近赤外分光法
6. 破壊法（または損傷法），吸引法，電気破壊法，神経毒

294

7. 電気刺激法，電気刺激法，てんかん

8. 電気的活動記録法

9. マイクロダイアリシス法，脳定位固定装置

10. 免疫組織化学法，直接法，間接法，Fos タンパク，CREB，Arc，Zif-268

11. ノックアウト法，ノックアウトマウス，トランスジェニックマウス，ノックインマウス

12. 再現性問題

13. Registered Replication Reports

14. 神経神話

15. シチズンサイエンス，市民科学，シチズンサイエンス，市民科学

引用・参考文献

1. Open Science Collaboration, 2015, Estimating the reproducibility of psychological. Science 349 : aac4716.
2. 髙瀬堅吉（著）(2018)．心理学におけるシチズンサイエンスの可能性．学術の動向 23 巻.

索引

●配列は五十音順，＊は人名を示す。

水 33
ミトコンドリア 30
ミネソタ研究 223
味蕾 118
メニエール病 112
メルケル盤 122
免疫組織化学法 282
盲視 100
毛包受容体 123
網羅的行動テストバッテリー 235
モノアミン仮説 265
モリス水迷路 155

●や 行
陽性症状 260
要素主義 172
陽電子放出断層撮影法 280

●ら 行
卵形嚢 113
リソソーム 30
流動性知能 247
両耳分離聴能テスト 186
量的形質 225
量的形質遺伝子座（QTL） 225
緑内障 86
臨界期 251
ルネ・デカルト＊ 11
ルフィーニ小体 123
レスポンデント条件づけ 144
レム睡眠 203
老人斑 253
ロドプシン 91

●わ 行
ワイルダー・G・ペンフィールド＊ 10

●英字表記
AMPA 受容体 132
Bmall 213
Clock 213
DNA 39
H.M. 13, 134
iPS 細胞 101
mRNA 41
NMDA 受容体 131
Per2 213
Per1 213
R.B. 13, 135

著者紹介

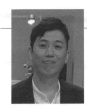

髙瀬　堅吉(たかせ・けんきち)

1978 年	神奈川県に生まれる
2002 年	立命館大学文学部哲学科心理学専攻卒業
2004 年	横浜市立大学大学院医学研究科修士課程医科学専攻修了
2010 年	博士（行動科学）取得（筑波大学）
	横浜市立大学医学部医学科生理学教室助手，姫路獨協大学薬学部医療薬学科生理学教室講師，東邦大学医学部医学科解剖学講座微細形態学分野講師，自治医科大学医学部医学科心理学研究室・大学院医学研究科教授を経て，
現　在	中央大学文学部心理学専攻・大学院文学研究科心理学専攻教授

放送大学教材　1529633-1-2211（テレビ）

神経・生理心理学

発　行　　2022 年 3 月 20 日　第 1 刷
　　　　　2023 年 1 月 20 日　第 2 刷
著　者　　高瀬堅吉
発行所　　一般財団法人　放送大学教育振興会
　　　　　〒 105-0001　東京都港区虎ノ門 1-14-1　郵政福祉琴平ビル
　　　　　電話　03（3502）2750

Printed in Japan　ISBN978-4-595-32317-1　C1311